口腔临床实践与药物应用

李 杰 李德安 郑培华◎主编

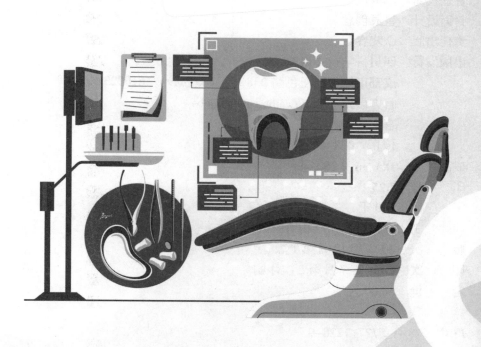

四川科学技术出版社

图书在版编目（CIP）数据

口腔临床实践与药物应用 / 李杰 , 李德安 , 郑培华
主编 . —— 成都 : 四川科学技术出版社 , 2023.12（2024.7 重印）
ISBN 978-7-5727-1228-9

Ⅰ . ①口… Ⅱ . ①李… ②李… ③郑… Ⅲ . ①口腔颌
面部疾病—药物疗法 Ⅳ . ① R781.05

中国国家版本馆 CIP 数据核字（2023）第 234136 号

口腔临床实践与药物应用
KOUQIANG LINCHUANG SHIJIAN YU YAOWU YINGYONG

主　　编　李　杰　李德安　郑培华
出 品 人　程佳月
责任编辑　李　珉
助理编辑　刘倩枝　钱思佳
责任校对　苏梦悦
封面设计　星辰创意
责任出版　欧晓春
出版发行　四川科学技术出版社
　　　　　成都市锦江区三色路 238 号　邮政编码　610023
　　　　　官方微博　http://weibo.com/sckjcbs
　　　　　官方微信公众号　sckjcbs
　　　　　传真　028-86361756
成品尺寸　185 mm × 260 mm
印　　张　7.25
字　　数　180 千
印　　刷　三河市嵩川印刷有限公司
版　　次　2023 年 12 月第 1 版
印　　次　2024 年 7 月第 2 次印刷
定　　价　58.00 元

ISBN 978-7-5727-1228-9

邮　　购：成都市锦江区三色路 238 号新华之星 A 座 25 层　邮政编码：610023
电　　话：028-86361770

前　言

　　口腔医学是一门发展迅速的专业学科，新理论不断出现，新技术、新材料、新器械在临床中不断应用，使得口腔医学体系逐渐完善。

　　口腔正畸学是矫正牙齿、纠正错𬌗畸形的一门学科，虽说口腔正畸学是一门相对年轻的学科，但是矫治技术、材料以及应用领域等方面发展迅速，理论越来越成熟、技术越来越精湛。口腔卫生是健康生活的组成部分，是社会文明进步的重要标志。相较于其他临床疾病，口腔疾病虽多以手术治疗为主，但临床用药始终都是口腔疾病治疗中的重要环节，甚至是一些口腔疾病治疗的关键环节。近年来，随着国外技术的不断引入，国内医药人员的不断创新与实践，以及口腔临床药物学学科的飞速发展，口腔临床合理用药已成为口腔科医师应及时掌握与补充的知识。

　　口腔疾病是人类的常见病、多发病。尽管大部分口腔疾病在初始阶段并不引起人们的关注，但若不加以处理或处理不当亦会引起较为严重的后果，一方面给患者本人造成额外的身体与精神上的痛苦，另一方面给后续治疗带来很大困难，也占用了本就短缺的口腔医疗卫生资源。因此，对于此类疾病的早期防治非常重要。随着国家经济建设的迅速发展和人们生活水平的提高，人们对口腔保健的需求进一步增加，从而为口腔疾病研究的发展提供了机遇。

　　本书主要讲述了口腔临床实践与药物应用两个方面的内容。从口腔颌面部解剖生理出发，主要分析了口腔与颌面部的生理构成，接着深入讲解了口腔正畸的相关内容，主要包括口腔正畸基础、乳牙期与替牙期的早期矫治、阻生牙与埋伏牙的矫治等内容。与此同时，从口腔药物基础出发，对口腔药物的剂型和药物代谢动力学等进行了分析，然后罗列了部分口腔舒适化治疗药物，以及部分口腔疾病抗感染药物的应用。

　　本书旨在帮助广大临床医师了解和掌握目前口腔科常见疾病的最新临床诊疗经验和方法，以便更好地为广大患者服务。

CONTENTS 目录

第一章　口腔药物基础

第一节　口腔药物概述

一、口腔临床药物学的任务

药物治疗口腔疾病有着漫长的历史，早在我国汉代张仲景的《金匮要略》一书中，就有雄黄（砷剂）治疗小儿龋齿痛的记载。孙思邈的《千金要方》、李时珍的《本草纲目》等许多中医学著作中，都记载了中医中药治疗口腔疾病的丰富经验。

在口腔医学不断发展的今天，药物与临床之间的关系日益密切，它们在口腔疾病的预防与治疗方面发挥着越来越重要的作用。口腔临床药物学是现代药学与口腔临床医学相结合的产物，研究药物在口腔疾病治疗中的生物药剂学、药物代谢动力学（简称药动学）、药物效应动力学（简称药效学）和治疗学的特点和规律，以便安全、有效地使用药物，并对患者的合理用药进行指导。口腔临床药物学亦是一门综合性很强的学科，旨在培养口腔医学生系统地开展口腔临床药物学研究的能力，有助于提高其合理用药水平。

口腔临床药物学的任务如下。

第一，介绍相关药物的法律规定、药物的应用原则和临床指南，使口腔医务工作者用药能够更加合理、合法，真正做到有据可查、有据可依。

第二，介绍口腔临床常用药物的药动学、药效学特点，以及药理作用、临床应用、常见不良反应及防治方法。根据患者的病情和诊断，制订合理的用药方案，包括选择适宜的药物、剂型、给药途径，监测药物的血药浓度，观察药物的治疗效果，以便提高药物疗效，减少不良反应。

第三，寻求新药、开发药物新剂型、探索新型给药途径，以便更好地防治口腔疾病。口腔医务工作者不仅是药物的使用者，而且是不良反应的监测者。新药临床试验设计应遵循科学性、安全性、计划性等原则，既要严格遵守伦理原则、人道主义精神，确保受试者的身心安全，又要考虑试验者和受试者的社会行为与心理活动对试验结果产生的影响。新药临床试验中会产生诸多误差，口腔医务工作者必须掌握控制误差的方法，为新药进入临床把好关。

第四，培养规范的临床处方行为，针对临床处方的全过程，引导口腔医学生熟悉合理的药物治疗程序：①明确疾病诊断，准确评估疾病的严重程度和并发症。②按照病情的轻重缓急，确定药物治疗的目标，根据文献证据、他人和自己的临床经验预计药物治疗可能达到的效果。③列出可能的药物治疗方案，根据预期疗效、不良反应的利弊及药物价格，综合比较，优选治疗方案。④按照处方实施药物治疗。⑤在整个药物治疗期内，对治疗药物进行监测，必要时调整药物的品种、剂量和给药途径。⑥适时停药，合理终止药物治疗。

二、口腔科的用药特点

口腔组织的解剖生理特点、口腔疾病的特性以及特殊的诊疗过程决定了口腔科用药的特殊性。对比口腔各个亚科的药物使用情况可知，口腔黏膜科、口腔颌面外科、口腔急诊科药物应用较多，用药种类以局部麻醉药、抗菌药物、消毒防腐药为主。

（一）口腔局部用药特点

从解剖学看，口腔是一个与外界直接相通的器官，所以局部用药较为方便，且较易达到药物的有效浓度。在此条件下，全身用药即使剂量很大，也很难达到口腔病变部位，有时还可能引起不良反应。所以口腔治疗用药以局部用药为多，全身用药主要是针对一些颌面部感染、牙周病或肿瘤患者。从组织特性看，牙体组织（牙釉质）是人体最硬且高度矿化的组织。一般杀菌、消毒、抗菌药很难渗透到牙体的病变组织内，故需选用渗透效果好、消毒力强的药物。

（二）各种口腔疾病的用药特点

口腔黏膜病的发生常有全身性诱因，临床治疗以药物为主，其他口腔常见疾病，如牙髓炎、冠周炎、根尖周炎、牙周炎和颌面部外伤等均以医师的操作治疗为主，药物治疗为辅。

1. 牙体牙髓病用药

常见牙体牙髓病有龋病、牙髓炎、根尖周炎等，大多数牙体牙髓病不需使用药物治疗，这是根据牙体牙髓病的治疗特点决定的，治疗这些疾病主要是依靠医师的局部诊疗操作。

牙体牙髓病常用的药物有局部麻醉药、抗菌药物及镇痛药。局部麻醉药的使用是为了缓解患者在牙体牙髓病治疗过程中的疼痛。常用的局部麻醉药有阿替卡因，其具有起效时间快、组织渗透性强、麻醉效能强、持续时间适中的特点，且麻醉效果优于利多卡因。牙体牙髓病治疗中口服抗菌药物情况较少，一般在根尖周组织发生较重的急性炎症或感染扩散至颅颌面部等情况下才使用。口腔内细菌大多数为厌氧菌或兼性厌氧菌，在治疗牙髓炎选用抗菌药物时，应考虑有革兰阳性菌和厌氧菌同时感染的可能，可选择广谱抗菌药物。另外，为杀灭混合感染的细菌，可选择联合使用抗厌氧菌与抗需氧菌药物。

2. 牙周病用药

发生在牙齿支持组织的疾病，称为牙周病。在进行牙周病基础或手术治疗的同时，可在牙周袋局部给药，主要用于牙龈炎、牙周炎及牙周脓肿的治疗。常用药物有 2% 碘甘油、生理盐水、米诺环素软膏或由抗菌药物（如螺旋霉素加甲硝唑）制成的药膜或微囊等。

3. 口腔黏膜病用药

口腔黏膜病是指发生在口腔黏膜组织上的类型各异、种类众多的疾病的总称。包括口腔黏膜感染性和非感染性疾病、口腔癌前病变、全身性疾病的口腔表征。口腔黏膜病多为慢性疾病，以药物治疗为主，且因其容易复发，患者有时需要长期进行药物治疗。

口腔黏膜病的用药特点如下：

（1）同病异治

根据同种疾病不同的发生原因进行不同治疗。如对免疫反应性过低引起的复发性口腔溃疡，可用免疫增强剂左旋咪唑治疗，由缺少维生素、微量元素等引起的则可用复合维生素 B、葡萄糖酸锌等治疗。

（2）异病同治

不同疾病如具有相同的发病机制、相似的临床表现，可用相同的药物进行治疗。如复发性口腔溃疡和口腔扁平苔藓均可采用以局部消炎、防止继发感染、促进愈合为目的的局部药物对症治疗。

（3）局部疾病全身治疗

口腔黏膜病的发生常有全身性诱因，故对严重的口腔黏膜病，除局部治疗外，还要辅以全身药物治疗。

（4）中西医结合治疗

中医学对口腔黏膜病具有独特的见解，对口腔黏膜病进行中西医结合治疗是我国口腔黏膜病治疗的一大特色。

4. 口腔颌面外科疾病用药

口腔颌面外科疾病涉及颌骨骨折、牙和牙槽骨损伤、软组织损伤及颌面部肿瘤等多个复杂病种。除了常规手术治疗之外，常需辅以药物治疗，如手术期和围手术期抗菌药物的使用。对于一些颌面部感染和门诊拔牙的患者，常局部应用碘仿纱条或氧化锌糊剂，以起到消炎、镇痛的作用，并常配合全身药物治疗。

第二节　剂型和药物代谢动力学

一、药物剂型

根据来源，可将药物分为三大类：中药与天然药物、化学合成药物、生物技术药物。无论哪一种药物，都不能直接应用于患者，其在临床应用之前，都必须制成适合于医疗预防应用，并具有与一定给药途径相对应的形式，此种形式称为药物剂型，简称剂型。剂型是患者应用并获得有效剂量的药物实体。剂型是药物临床使用的最终形式，是所有基本制剂形式的集合名词，如混悬剂、乳剂、片剂、粉针剂、注射剂、栓剂、胶囊剂等。

（一）药物剂型的重要性

早期的剂型是为了满足给药途径的需要而设计的，如口服片剂、肛门栓剂等。随着药动学的迅速发展，人们对药物在体内的吸收、分布、代谢和排泄等规律及药物的作用机制有了清晰的认识，开始有目的地选择合理的给药途径，并根据给药途径的特点设计合理的剂型。例如，胰岛素在胃肠中会受到酶的破坏而被分解，适合于制备注射剂；红霉素会在胃酸作用下分解并具有较大的刺激性，适合于制备肠溶制剂等。适宜的药物剂型才可以使药物更好地发挥药效，剂型的重要性主要表现在以下几个方面。

1. 改变药物的作用性质

多数药物的药理作用与剂型无关，但有些与剂型有关。如硫酸镁注射液经静脉滴注后可抑制大脑中枢神经兴奋，有镇静、解痉作用，而口服给药剂型起泻下作用；1% 的依沙吖啶注射液用于中期引产，而 0.1% ~ 0.2% 的溶液剂外用具有杀菌作用。

2. 提高药物的稳定性

固体剂型通常比液体剂型的稳定性好，胶囊剂的稳定性高于颗粒剂，冻干粉针剂的稳定性优于常规注射剂。

3. 改善患者的用药依从性

儿童、老年人及吞咽困难的患者难以吞服普通的口服片剂，改成咀嚼片或口腔速溶膜剂，可以提高患者的用药依从性。

4. 消除或降低药物的副作用

氨茶碱治疗哮喘病有很好的疗效，但有易引起心率加快的副作用，若制成栓剂则可消除此副作用；非甾体抗炎药口服会产生严重的胃肠道刺激反应，若制成经皮给药剂型，则可以消除此副作用；缓释、控释制剂能保持平稳的血药浓度，避免血药浓度的峰谷现象，从而降低药物的副作用。

5. 提高生物利用度

异丙肾上腺素的首过效应强，经口服生物利用度低，若制成注射剂、气雾剂或舌下片，可以提高生物利用度。

6. 产生靶向作用

微粒分散系的静脉注射剂，如微乳、脂质体、微球、微囊等进入血液循环后，被网状内皮系统的巨噬细胞所吞噬，从而使药物浓集于肝、脾等器官，起到肝、脾的被动靶向作用。

7. 改变药物的作用速度

注射剂、气雾剂起效快，常用于急救；普通口服给药剂型如片剂、胶囊剂作用相对缓慢，因为药物经口服后需要经历崩解、溶解、吸收过程，会延长起效时间。

（二）药物剂型的分类

《中华人民共和国药典（2020 年版）》共收载 42 种剂型，按照给药途径不同可以分成以下几类。

1. 注射给药剂型

注射给药剂型是指以注射方式给药的剂型。

（1）注射剂

注射剂包括静脉注射、肌内注射、皮下注射、皮内注射、腔内注射制剂。

（2）输液剂

大剂量的静脉注射剂即输液剂，包括营养输液剂、电解质输液剂、胶体输液剂。

（3）植入注射剂

植入注射剂包括用微球或原位凝胶制备的注射剂。

（4）缓释注射剂

缓释注射剂包括微囊注射剂、微球注射剂、脂质体注射剂。

2. 口服给药剂型

口服给药剂型系指口服后通过胃肠黏膜吸收而发挥全身作用的剂型。

（1）片剂

片剂包括口服普通片、分散片、咀嚼片、口腔崩解片、肠溶片。

（2）胶囊剂

胶囊剂包括硬胶囊剂、软胶囊剂等。

（3）颗粒剂

颗粒剂包括可溶型颗粒剂、混悬型颗粒剂、泡腾颗粒剂。

（4）散剂

散剂包括口服散剂。

（5）口服液剂

口服液剂包括溶液剂、混悬剂、乳剂。

3. 口腔内给药剂型

与口服给药剂型不同，口腔内给药剂型主要在口腔内发挥作用。

口腔内给药剂型包括含片、舌下片、口腔粘贴片，还包括口腔喷雾剂和含漱剂。

4. 经皮给药剂型

经皮给药剂型是指在皮肤表面给药的剂型，可以起到局部或全身治疗作用。

（1）外用液体制剂

外用液体制剂包括溶液剂、洗剂、搽剂、酊剂。

（2）外用固体制剂

外用固体制剂包括外用散剂。

（3）外用半固体制剂

外用半固体制剂包括软膏剂、凝胶剂、乳膏剂。

（4）贴剂

贴剂包括压敏胶分散型贴剂、贮库型贴剂。

（5）贴膏剂

贴膏剂包括凝胶贴膏、橡胶贴膏。

（6）外用气体制剂

外用气体制剂包括气雾剂、喷雾剂。

5. 呼吸道给药剂型

呼吸道给药剂型是指通过气管或肺部给药的剂型，如气雾剂、粉雾剂、喷雾剂。

6. 直肠给药剂型

直肠给药剂型包括直肠栓、灌肠剂。

7. 鼻黏膜给药剂型

鼻黏膜给药剂型包括滴鼻剂、鼻用软膏剂、鼻用散剂。

8. 眼部给药剂型

用于眼部疾病的药物剂型有滴眼剂、眼膏剂、眼膜剂。

9. 阴道给药剂型

阴道给药剂型包括阴道栓、阴道片、阴道泡腾片。

10. 透析用剂型

透析用剂型包括腹膜透析用制剂和血液透析用制剂。

11. 耳部给药剂型

耳部给药剂型包括滴耳剂、耳用凝胶剂、耳用丸剂。

（三）常用剂型

1. 片剂

片剂是指将药物与适宜的辅料混匀压制而成的圆片状或异形片状的固体制剂。片剂以口服普通片为主，使用方便，主要在胃肠道崩解吸收，另有含片、舌下片、口腔贴片、分散片、可溶片、泡腾片、阴道片、缓释片、控释片及肠溶片等。

2. 注射剂

注射剂是指药物与适宜的溶剂或分散介质制成的供注入人体内的无菌制剂，临床用前需配制或稀释成溶液或混悬液。注射剂可分为注射液、注射用无菌粉末与注射用浓溶液。

3. 酊剂

酊剂是指将药物用规定浓度的乙醇浸出或溶解而制成的澄清液体制剂，亦可用流浸膏稀释制成，供口服或外用。如橙皮酊、碘酊、十滴水等。

4. 栓剂

栓剂是指药物与适宜基质制成的供腔道给药的固体制剂。其质量和形状因施用腔道的不同而有差别。直肠栓剂为鱼雷形、圆锥形或圆柱形；阴道栓剂为鸭嘴形、卵形或球形；尿道栓剂一般为棒状。常用的基质有聚乙二醇、甘油明胶、可可豆脂等。

5. 胶囊剂

胶囊剂是指将药物与适宜的辅料充填于空心胶囊或密封于软质囊材中制成的固体制剂，有硬胶囊、软胶囊、缓释胶囊、控释胶囊和肠溶胶囊等。

6. 软膏剂

软膏剂是指药物与油脂性或水溶性基质混合制成的均匀的半固体外用制剂。因药物在基质中分散状态不同，可分为溶液型软膏剂和混悬型软膏剂。常用的基质有凡士林、羊毛脂等油脂性基质，肥皂、高级脂肪醇等乳剂型基质，以及甘油明胶、聚乙二醇等水溶性基质。

7. 乳膏剂

乳膏剂是指药物溶解或分散于乳状液型基质中形成的均匀的半固体外用制剂。由于基质不同，乳膏剂可分为水包油型与油包水型。

8. 糊剂

糊剂是指大量的药物固体粉末（一般占总质量的 25% 以上）均匀分散在适宜的基质中所组成的半固体外用制剂。可分为单相含水凝胶性糊剂和脂肪糊剂。

9. 丸剂

丸剂是一种最古老的剂型，是指将药物与适宜的辅料以适当方法制成的球状或类球状的固体制剂，供口服用。丸剂包括滴丸、糖丸、水丸等，如银翘解毒丸、六味地黄丸等。

10. 植入剂

植入剂是指药物与辅料制成的供植入人体内的无菌固体制剂。植入剂一般采用特制的注射器植入，也可以用手术切开植入，在体内持续释放药物，可维持较长时间。

11. 气雾剂

气雾剂是指含药溶液、乳状液或混悬液与适宜的抛射剂共同装封于具有特制阀门系统的耐压容器中，使用时借助抛射剂的压力将内容物呈雾状喷出的制剂，用于肺部吸入或直接喷至腔道黏膜、皮肤及空间消毒等。按处方组成可分为二相气雾剂（气相与液相）和三相气雾剂（气相、液相、固相）。按给药定量与否又可分为定量气雾剂和非定量气雾剂。

12. 膜剂

膜剂是指药物与适宜的成膜材料经加工制成的膜状制剂。可供口服或黏膜用。如口腔药膜用于口腔溃疡的治疗。

13. 颗粒剂

颗粒剂是指药物与适宜的辅料制成的具有一定颗粒度的干燥颗粒状制剂。颗粒剂可分为可溶颗粒、混悬颗粒、泡腾颗粒、肠溶颗粒、缓释颗粒和控释颗粒等。

14. 散剂

散剂是指药物或与适宜的辅料经粉碎、均匀混合制成的干燥粉末状制剂，供内服或外用。如冰硼散、养阴生肌散等。

15. 溶液剂

溶液剂是指药物溶解于适宜溶剂中制成的澄清液体制剂。其中的口腔含漱剂在口腔临床使用较多。

16. 混悬剂

混悬剂是指难溶性固体药物，以微粒形式分散在液体介质中制成的混悬液体制剂。也包括干混悬剂和浓混悬液。

17. 乳剂

乳剂是指互不相溶的两相液体，在乳化剂的作用下，其中一相以乳滴形式分散于另外一相中所形成的非均相液体制剂。基本类型有水包油型和油包水型两种。

18. 洗剂

洗剂是指供清洗或涂抹无破损皮肤用的液体制剂，包含溶液型、乳状液型、混悬液型。

19. 凝胶剂

凝胶剂是指药物与能形成凝胶的辅料制成的溶液、混悬液或乳状液型的稠厚液体或半固体制剂。主要在皮肤及体腔局部应用。凝胶剂基质属单相分散系统，有水性与油性之分。水性凝胶基质一般由水、甘油或丙二醇与纤维素衍生物、卡波姆、海藻酸盐、西黄蓍胶、明胶、淀粉等构成；油性凝胶基质由液状石蜡与聚乙烯或脂肪油与胶体硅或铝皂、锌皂构成。

20. 贴剂

贴剂是指可粘贴在皮肤上，使药物产生全身或局部作用的一种薄片状制剂。该制剂有背衬层、有（或无）控释膜的药物储库、粘贴层及临用前需除去的保护层。贴剂可用于完整皮肤表面，也可用于有病变或不完整的皮肤表面。其中，用于完整皮肤表面并能将药物输送透过皮肤进入血液循环系统的贴剂称为透皮贴剂。

21.缓释与控释制剂

缓释与控释制剂在普通制剂基础上发展而来。缓释制剂指用药后能在较长时间内持续缓慢地非恒速释放药物的制剂;控释制剂系指在规定的释放介质中,按要求缓慢并且恒速释放药物的制剂。与普通制剂相比较,缓释与控释制剂给药频率有所减少,血药浓度更加平稳,且能显著增加患者的依从性。

普通制剂需频繁给药,血药浓度峰谷波动大,因此副作用大,使用受限。缓释与控释制剂正是为克服普通制剂存在的问题而逐步发展起来的。与普通制剂相比,缓释与控释制剂的优点如下:①释药速度徐缓,血药浓度平稳,避免了血药浓度峰谷现象,有利于降低药物副作用,特别适合治疗窗窄的药物。②减少药物服用次数,提高患者用药依从性,尤其适合需要长期给药的疾病。③可发挥药物最佳治疗作用。④可定时、定位释放药物。然而,缓释与控释制剂也有其不利的一面,主要体现在:①应用过程中剂量调节的灵活性差,如给药过程中出现严重不良反应,往往不能立刻停止治疗。②缓释与控释制剂是基于健康人体药动学参数设计而成的,当疾病状态导致药动学参数改变时,不能灵活调节给药方案。③缓释与控释制剂的制备工艺较为复杂,成本较高。

缓释与控释制剂因其特殊性质,在慢性疾病治疗方面有着巨大的优势。近年来,缓释与控释制剂在口腔临床的应用范围也日趋广泛,如在根管消毒及牙周病、龋齿防治和口腔黏膜病治疗中都有较多的使用与研究。下面主要介绍缓释与控释制剂在口腔临床上的应用。

(1)氟化物缓释与控释制剂

氟化物缓释膜、氟化物喷雾缓释剂、氟化物缓释片在临床应用时,与传统给氟方法相比,能够明显提高唾液中氟浓度,且剂量小,持续时间长,防龋效果好。

(2)口腔黏膜缓释剂

口腔黏膜病具有慢性且易复发的特点,缓释与控释制剂能较好地针对这些疾病的病理特征。如阿昔洛韦口腔缓释膜、复方四环素泼尼松膜、曲安奈德凝胶等,可治疗口腔扁平苔藓、疱疹性口腔溃疡、天疱疮、复发性口腔溃疡等口腔黏膜病。

(3)牙周缓释与控释制剂

将抗菌药物制成缓释与控释制剂如氯己定缓释管、甲硝唑缓释药膜、多西环素凝胶等,置于牙周袋内局部应用,可提高药物局部浓度,增强药效。

二、药物代谢动力学

药物代谢动力学(PK)简称药动学,是应用动力学原理与数字处理方法,研究药物在体内动态变化规律的科学。药动学阐释药物在体内的吸收、分布、代谢、排泄的过程及量变规律,可为改进剂型、设计新药以及药物的临床合理应用提供科学依据。

(一)药物在体内的过程

1.吸收

吸收是指药物从给药部位进入血液循环的过程。药物的吸收与剂型、给药部位以及药物自身理化性质和制剂因素有关。

药物的剂型对药物的生物利用度及吸收有重要影响。不同剂型给药部位及给药途径各异,药物的吸收速度及程度亦不同。口服剂型给药后经过肝脏，通过肝脏的首过效应代谢导致药物进入体循环的量减少；注射剂药物吸收速度快，药效发挥迅速，可避开胃肠道的影响，生物利用度高，一些在胃肠道会遭到破坏的药物，以及口服不吸收、用于急症抢救的药物，常制备成注射剂；通过肺部吸入给药的剂型（气雾剂、喷雾剂、粉雾剂）可将药物通过肺泡快速吸收直接进入血液循环，避免了肝脏的首过效应；直肠给药剂型中栓剂应用部位为距肛门口约 2 cm 处时，大部分药物释放可不经过肝脏而直接进入血液循环，药物吸收程度较口服给药高。

除剂型因素外，药物自身的理化性质也影响其体内吸收。通常未解离型药物易通过胃肠道上皮细胞膜被吸收，而解离后的离子型药物不易通过类质膜，较难被吸收；脂溶性好的药物易跨膜转运，通过胃肠道类质膜，吸收率高；溶解度大的药物溶出速度快，易被吸收。

2. 分布

分布是指药物吸收后从血液循环到达机体各个器官和组织的过程。通常药物在体内的分布速度很快，可迅速在血液和各组织之间达到动态平衡。药物分布到达作用部位的速度越快，起效就越迅速。药物在体内各组织分布的程度和速度，主要取决于组织器官血流量和药物与血浆蛋白、组织的结合能力。此外，生理屏障作用、药物理化性质、极性、体液 pH 值、载体转运蛋白的数量和功能状态、脂溶性、微粒制剂的粒径等因素都能够影响药物的体内分布。

（1）药物与血浆蛋白的结合率

大多数药物在血浆中均可与血浆蛋白不同程度地结合形成结合型药物，与游离型药物同时存在于血液中。结合型药物分子量大，不能进行被动转运，失去药理活性，也不能被代谢和排泄，是药物在血液中的一种暂时贮存形式。结合型与游离型药物二者之间保持动态平衡，具有饱和现象和竞争性抑制现象。游离型药物可进行转运，具有药理活性。当两种具有相同血浆蛋白结合位点的药物合用时，因其会竞争结合部位，可使游离型药物浓度增加，药效及毒性反应增强，故应慎重使用。

（2）药物与组织的结合能力

药物与组织结合是由于药物与某些组织成分具有特殊的亲和力，使组织中的药物浓度高于血浆游离药物浓度，药物分布呈现一定的选择性。药物与某些组织亲和力强是药物作用部位具有选择性的重要原因，如碘在甲状腺中分布浓度高。多数情况下，药物和组织的结合是药物在体内的一种贮存方式，如硫喷妥钠再分布到脂肪组织。有的药物与组织可发生不可逆结合而引起毒性反应，如四环素与钙形成络合物贮存于骨骼及牙齿中，导致小儿受到生长抑制及牙齿变黄或畸形。

（3）体液 pH 值

弱酸性药物或弱碱性药物在体内的分布受体液 pH 值的影响。生理情况下，血浆和细胞外液 pH 值为 7.4，细胞内液 pH 值为 7.0，提高血液 pH 值可促使弱酸性药物向细胞外转运，降低血液 pH 值则促使其向细胞内转运，弱碱性药物则相反。因此，改变体液 pH 值，可改变药物的分布，对于解救药物中毒具有重要意义。如酸性的巴比妥类药物中毒时，用碳酸氢钠碱化血液和尿液，能加速毒物排泄。

（4）组织器官血流量

人体不同组织器官血流量并不一致，药物进入体内首先分布于血流量丰富的组织和器官，例如，心、肝、脑、肾等器官，而向皮肤、脂肪等组织器官的分布较慢。组织器官的血流量并不能决定药物的最终分布浓度，药物在血液循环速度快的脏器分布之后还可以进行再分布，如静脉注射硫喷妥钠，硫喷妥钠首先分布到血流量大的脑组织，随后向血流量小的脂肪组织转移，完成再分布。

（5）体内屏障

血脑屏障：包括血液与脑组织、血液与脑脊液、脑脊液与脑组织 3 种屏障。脑组织特殊的结构特点决定了某些大分子、水溶性或解离型药物难以进入脑组织，只有分子量小、脂溶性高、解离度低的药物才较易通过血脑屏障。治疗脑部疾病，应选择容易通过血脑屏障的药物。当脑组织发炎时，血脑屏障的通透性有所增加，如青霉素等透过率较低的药物此时可通过血脑屏障，在脑脊液中达到有效治疗浓度。

胎盘屏障：胎盘绒毛与子宫血窦之间的屏障称为胎盘屏障。胎盘对药物的转运并无屏障作用，其对药物的通透性与一般的毛细血管无明显差别，几乎所有的药物都能穿透胎盘进入胎儿体内。药物进入胎盘后，即在胎儿体内循环，并很快在胎盘和胎儿之间达到平衡。因此，孕妇用药应特别谨慎，禁用可引起畸胎或对胎儿有毒性的药物。

3. 代谢

代谢是指药物吸收后在体内经酶或其他作用发生一系列的化学反应，导致药物化学结构上的转变，又称生物转化。代谢能力反映了机体对外来性物质或者药物的处置能力。绝大多数药物在体内被代谢后极性增大，有利于排出体外，因此代谢是药物在体内被消除的重要途径。肝脏是机体最主要的代谢器官，肝脏微粒体细胞色素 P-450 酶系统又称肝药酶，是促进药物代谢的主要酶系统。药物代谢可使药物的药理活性发生 4 个方面的改变：①药物活性降低或转化为无活性物质。②可能从原来的无活性物质转变为有活性的代谢物。③生成不同活性的代谢物。④产生有毒的物质。

多种因素影响药物的代谢，具体如下。

（1）遗传因素

不同种族间由于药物代谢酶的遗传特性差异，可能导致药物代谢酶活性的差异；同一种族不同个体间由于药物代谢酶基因的多态性，也可能导致药物代谢酶活性的差异，致使药物代谢差异。遗传因素是药物代谢差异的决定因素。

（2）年龄

胎儿和新生儿肝脏微粒体中的药物代谢酶活性很低，对药物的敏感性比成人高；老年人因生理功能减退，肝功能低下，药物代谢功能减慢，对药物的耐受性较差，敏感性增加。这些人群用药时，常规剂量即可能导致其出现很强的毒性，用药时要注意剂量的调整。

（3）病理状态

疾病导致肝功能损伤时，禁用对肝脏有毒性的药物，慎用经肝脏代谢的药物。

（4）药物的诱导和抑制

许多药物长期应用时对药物代谢酶具有诱导或抑制作用，导致药物作用的持续时间与强度发生改变。能使药物代谢酶活性降低、药物代谢减慢的药物叫作酶抑制剂，如对氨基水杨酸、氯霉素、西咪替丁等；能使药物代谢酶活性增高、药物代谢加快的药物叫作酶诱导剂，如利福平、苯妥英钠、苯巴比妥等。如将肝药酶诱导剂或抑制剂与被此酶代谢的药物合用，则它们会影响这些药物的代谢而改变其消除速度和效应，产生耐受性甚至是中毒反应。

4. 排泄

排泄是药物以原形或代谢产物的形式经不同途径排出体外的过程，是药物体内消除的重要组成部分。药物及其代谢产物主要经肾脏随尿液排泄，其次经胆汁随粪便排泄。挥发性药物主要经肺部随呼出气体排泄。药物也可经汗液和乳汁排泄。

药物的排泄与药效、药效维持时间及药物副作用等密切相关。当药物的排泄速度增加时，血中药物含量减少，药效降低甚至不能产生药效。由于药物相互作用或疾病等因素使排泄速度降低时，血中药物含量增加，此时如不调整剂量，往往会产生副作用，甚至出现中毒现象。多数药物经肾脏排泄，肾功能减退导致药物及其代谢产物在体内的蓄积是引起药物不良反应的重要原因之一。例如，老年人由于肾功能减退，在使用对乙酰氨基酚时，会使该药半衰期延长从而导致肾毒性，如慢性肾炎和肾乳头坏死，长期服用还可能造成肝坏死。

（二）药物代谢动力学常用参数

1. 峰浓度和达峰时间

药物吸收后血药浓度的最大值称峰浓度（C_{max}），达到峰浓度的时间称达峰时间（T_{max}）。二者反映了药物在体内的吸收速度和吸收程度。不同药物制剂及不同剂型均可影响 C_{max} 和 T_{max}。

2. 生物半衰期

生物半衰期是指药物在体内的量或血药浓度下降一半所需要的时间，以 $t_{1/2}$ 表示。生物半衰期是衡量药物从体内消除快慢的指标。因这一过程发生在生物体内（人或动物），故称之为生物半衰期。

一般来说，代谢快、排泄快的药物，其 $t_{1/2}$ 短；代谢慢、排泄慢的药物，其 $t_{1/2}$ 长。对具有线性动力学特征的药物而言，$t_{1/2}$ 是药物的特征性参数，不因药物剂型或给药方法（剂量、途径）不同而改变。同一药物用于不同患者时，由于生理与病理情况不同，$t_{1/2}$ 可能发生变化，故对于安全范围小的药物应根据患者的病理生理情况制订个体化给药方案。在联合用药情况下，可能产生药物相互作用而使药物 $t_{1/2}$ 改变，此时也应调整给药方案。

3. 表观分布容积

表观分布容积是体内药量与血药浓度间的一个比例常数，用"V"表示。它可以定义为体内的药物按血浆药物浓度分布时，所需占有的体液容积量。表观分布容积与体内药物量之间的关系如下式所示：$V=X/C$，式中，X 表示体内药物量，C 表示血药浓度。表观分布容积的单位通常以"L"或"L/kg"表示。

4. 清除率

清除率（CL）是指在单位时间内机体能将相当于多少体积血液中的药物完全清除，即单位时间内从体内消除的药物的表观分布容积。整个机体的清除率称为体内总清除率（TBCL）。在临床药物代谢动力学中，总清除率是个非常重要的参数，它是制订或调整肝/肾功能不全患者给药方案的主要依据。

清除率具有加和性，体内总清除率等于药物经各个途径的清除率的总和。多数药物主要以肝脏代谢和经肾脏排泄两种途径从体内消除，因此，药物在体内的总清除率等于肝脏清除率与肾脏清除率之和。

5. 血药浓度 – 时间曲线下面积

药物进入体内后，血药浓度随时间发生变化，以血药浓度为纵坐标，以时间为横坐标绘制的曲线称为血药浓度 – 时间曲线。由该曲线和横轴围成的面积称为血药浓度 – 时间曲线下面积（AUC）。血药浓度 – 时间曲线下面积表示一段时间内药物在血浆中的相对累积量。曲线下面积越大，说明药物在血浆中的相对累积量越大。血药浓度 – 时间曲线下面积是评价制剂生物利用度和生物等效性的重要参数。

第三节　处方与治疗药物监测

一、处方

处方是指由注册的执业医师和执业助理医师在诊疗活动中为患者开具的，由执业药师或取得药学专业技术职务任职资格的药学专业技术人员（以下简称药师）审核、调配、核对，并作为患者用药凭证的医疗文书，是医疗活动中关于药品调剂的重要书面文件。处方包括门诊处方和医疗机构病区用药医嘱单。

（一）处方的结构

处方由前记、正文和后记三部分组成。

1. 前记

前记包括医疗（或预防、保健）机构名称、费别（支付与报销类别）、患者姓名、性别、年龄、门诊或住院病历号、科别或病区、床位号、临床诊断、开具日期等，并可添加特殊要求的项目。麻醉药品、第一类精神药品和毒性药品处方还应当包括患者身份证明编号，代办人姓名、身份证明编号。

2. 正文

正文以 Rp 或 R［拉丁文 Recipe（请取）的缩写］标示，分别列出药品名称、剂型、规格、数量和用法用量。

3. 后记

后记有医师签名或加盖专用签章，药品金额，以及审核、调配、核对、发药药师签名或加盖专用签章。

目前，部分医疗单位已经使用计算机开具处方。原卫生部（现称国家卫生健康委员会）颁布的《处方管理办法》（2007 年版）规定，医师利用计算机开具、传递普通处方时，应当同时打印出纸质处方，其内容与手写处方一致；打印的纸质处方经签名或者加盖签章后有效。药师核发药品时，应当核对打印的纸质处方，无误后发放药品，并将打印的纸质处方与计算机传递处方同时收存备查。

（二）处方的种类

处方按其性质分为法定处方和医师处方。

1. 法定处方

法定处方主要指《中华人民共和国药典》以及国家市场监督管理总局颁布的标准中收载的处方，具有法律的约束力。

2. 医师处方

医师处方是医师为患者诊断、治疗和预防用药所开具的处方。

（三）处方的颜色

《处方管理办法》根据实际需要，将处方印刷用纸分为白、淡黄、淡绿、淡红4种颜色。

1. 普通处方

普通处方的印刷用纸为白色。

2. 急诊处方

急诊处方的印刷用纸为淡黄色，右上角标注"急诊"。

3. 儿科处方

儿科处方的印刷用纸为淡绿色，右上角标注"儿科"。

4. 麻醉药品和第一类精神药品处方

麻醉药品和第一类精神药品处方的印刷用纸为淡红色，右上角标注"麻、精一"。

5. 第二类精神药品处方

第二类精神药品处方的印刷用纸为白色，右上角标注"精二"。

（四）处方管理规定

1. 处方权的获得

（1）经注册的执业医师在执业地点取得相应的处方权。经注册的执业助理医师在医疗机构开具的处方，应当经所在执业地点执业医师签名或加盖专用签章后方有效。

（2）经注册的执业助理医师在乡、民族乡、镇、村的医疗机构独立从事一般的执业活动，可以在注册的执业地点取得相应的处方权。

（3）医师应当在注册的医疗机构签名留样或者专用签章备案后，方可开具处方。

（4）医疗机构应当按照有关规定，对本机构执业医师和药师进行麻醉药品和精神药品使用知识和规范化管理的培训。执业医师经考核合格后取得麻醉药品和第一类精神药品的处方权，药师经考核合格后取得麻醉药品和第一类精神药品调剂资格。

（5）医师取得麻醉药品和第一类精神药品处方权后，方可在本机构开具麻醉药品和第一类精神药品处方，但不得为自己开具该类药品处方。药师取得麻醉药品和第一类精神药品调剂资格后，方可在本机构调剂麻醉药品和第一类精神药品。

（6）试用期人员开具处方，应当经所在医疗机构有处方权的执业医师审核、签名或加盖专用签章后方有效。

（7）进修医师由接收进修的医疗机构对其胜任本专业工作的实际情况进行认定后授予相应的处方权。

2. 处方的书写

处方的书写应当符合下列规则。

（1）患者一般情况、临床诊断填写清晰、完整，并与病历记载相一致。

（2）每张处方限于一名患者的用药。

（3）处方字迹应清楚，不得涂改；如需修改，应当在修改处签名并注明修改日期。

（4）药品名称应当使用规范的中文名称书写，没有中文名称的可以使用规范的英文名称书写；医疗机构或者医师、药师不得自行编制药品缩写名称或者使用代号；书写药品名称、剂量、规格、用法、用量要准确、规范，药品用法可用规范的中文、英文、拉丁文或者缩写体书写，但不得使用"遵医嘱""自用"等含糊不清的字句。

（5）患者年龄应当填写实际年龄，新生儿、婴幼儿写日、月龄，必要时要注明体重。

（6）可以分别开具西药和中成药处方，也可以开具一张处方，应当单独开具中药饮片处方。

（7）开具西药、中成药处方，每一种药品应当另起一行，每张处方不得超过5种药品。

（8）中药饮片处方的书写，一般应当按照"君、臣、佐、使"的顺序排列；调剂、煎煮的特殊要求注明在药品右上方，并加括号，如布包、先煎、后下等；对饮片的产地、炮制有特殊要求的，应当在药品名称之前写明。

（9）药品用法用量应当按照药品说明书规定的常规用法用量使用，特殊情况需要超剂量使用时，应当注明原因并再次签名。

（10）除特殊情况外，应当注明临床诊断。

（11）开具处方后的空白处画一斜线以示处方完毕。

（12）处方中医师的签名式样和专用签章应当与院内药学部门留存备查的式样相一致，不得任意改动，否则应当重新登记留样备案。

（13）药品剂量与数量用阿拉伯数字书写。剂量应当使用法定计量单位：质量以克（g）、毫克（mg）、微克（μg）、纳克（ng）为单位；容量以升（L）、毫升（mL）为单位；某些生物活性物质的量以国际单位（IU）、单位（U）来表示；中药饮片以克（g）为单位。

（14）片剂、丸剂、胶囊剂、颗粒剂分别以片、丸、粒、袋为单位；溶液剂以支、瓶为单位；软膏剂及乳膏剂以支、盒为单位；注射剂以支、瓶为单位，应当注明含量；中药饮片以剂为单位。

二、治疗药物监测

（一）概述

传统的给药方法是参照药品说明书推荐的方法给药。由于存在个体差异，临床上用药时常有部分患者得到有效治疗，而另一些未达到预期疗效，甚至出现中毒现象。这一差异涉及年龄、性别、体重、遗传、疾病状况、药物剂型、联合用药等多种因素，由此也诞生了治疗药物监测（TDM）。TDM是以药动学与药效学理论为指导，借助现代分析技术与计算机手段，通过对患者血液或其他体液中的药物浓度进行监测，探讨用药过程中人体对药物的吸收、分布、代谢、排泄的影响，从而使给药方案个体化，以避免或减少不良反应，达到最佳治疗效果，同时也为药物中毒的诊断及患者用药依从性的判断提供重要依据。

TDM 已成为临床药学工作的重要内容之一，其临床意义是：①指导临床合理用药、提高疗效。②确定联合用药原则。③诊断药物中毒。④作为临床辅助诊断手段。⑤判断患者用药依从性。⑥作为医疗事故鉴定依据。

（二）治疗药物监测的临床指征

临床上，并不是所有药物或在所有情况下都需要进行 TDM，一般在下列情况下，通常需要考虑进行血药浓度监测。

1. 治疗指数小的药物

此类药物有效血药浓度范围狭窄，安全性低，有效剂量与中毒剂量相接近，血药浓度稍高则出现不良反应，使用时需进行 TDM 观察患者的临床反应，设计和调整给药方案，如茶碱、地高辛、奎尼丁等。

2. 个体差异大的药物

给予相同剂量的此类药物可能出现较大的血药浓度差异，难以通过剂量进行控制，如三环类抗抑郁药，需进行血药浓度监测。

3. 具有非线性动力学特征的药物

此类药物血药浓度与体内药物量不呈正比，当剂量达到一定程度后，剂量稍微增加就会使血药浓度急剧升高，半衰期延长，药物易在体内蓄积而导致中毒，如苯妥英钠、水杨酸盐类等。

4. 无明显可观察的治疗终点或指标的药物

有些药物需要长期用药，但又无明显可观察的指标，如果血药浓度不足会造成严重后果，如器官移植术后使用抑制排斥反应的药物，应进行 TDM。

5. 肝、肾、心脏及胃肠功能损害

肝功能损害时，药物的肝脏代谢减慢；肾功能减退时，药物的肾脏排泄减少；心力衰竭患者的心排血量减少，使肝、肾血流量减少，药物的消除变慢；胃肠功能损害时，药物的吸收受影响，因此，也需要通过测定血药浓度指导剂量调整。

6. 联合用药

药物相互作用可影响联合用药的吸收、分布、代谢及排泄过程，进而影响血药浓度，如出现中毒危险时，需要进行血药浓度监测。

7. 治疗作用与毒性反应难以区分

治疗作用与毒性反应类似，而临床又不能明确辨别的药物，通过血药浓度监测有助于区分用药过量或不足。如苯妥英钠中毒引起的抽搐与癫痫发作从症状上不易区别；地高辛可用于室上性心律失常的治疗，但也可引起与疾病相似的毒性反应。

（三）治疗药物监测的实施流程

TDM 的实施可分为申请、采样、测定、数据处理和结果分析 5 个步骤，有时患者按新给药方案用药后，需要再次进行 TDM 和给药方案调整，以获得最佳治疗效果，TDM 结束后应做好回顾性和前瞻性分析。

1. 申请

临床医师和临床药师根据患者的疾病特征和使用的药物，确定是否需要进行 TDM。由医师提出申请并填写 TDM 申请单，申请单一般应包括以下内容。

患者基本情况：包括一般身份信息，所患疾病及主要临床症状，主要脏器（心、肝、肾）功能。

用药情况：包括申请监测的药物名称及其用药方法、时程、联合用药等情况。

样品情况：包括取样时间、样品性质等。

特殊情况：代谢酶的基因型等。

2. 采样

通常监测的体液为血浆或血清，若药物在红细胞中有较多分布，则需测定全血，如环孢素、他克莫司等。在某些特定情况下，也可监测唾液、尿液、脑脊液中的药物浓度。采样时间与结果分析、给药方案设计及调整密切相关，因此，应根据监测目的、要求及具体药物性质进行详细分析后确定。如怀疑用药剂量偏高，应在稳态峰值浓度时采血；如怀疑药物中毒或急救时，应随时采血；如果怀疑用药剂量不足，通常在稳态谷值浓度或偏谷值浓度采血；缓释制剂或半衰期长的药物，可在两次给药之间的任意时间点采血。样品采集后应及时送至 TDM 实验室妥善保存，并确保待分析物在检测前的稳定性。

3. 测定

血样的准确测定是 TDM 实施的关键步骤，分析人员在收到样品后应按照标准操作规程进行处理与分析。常用的分析方法有荧光偏振免疫分析（FPIA）、酶联免疫吸附试验（ELISA）、高效液相色谱法（HPLC）、液质联用法（LC/MS）等。分析人员应根据测定成本和所需时间等综合考虑，事先建立适宜的测定方法，并从选择性、灵敏度、准确度、精密度、稳定性等方面进行方法学验证，样品检测时应进行质量控制，以保证测定结果的准确。

4. 数据处理

临床药师核对并记录测得的浓度数据，必要时应用药动学原理和公式估算患者的药动学参数，以设计合理的给药方案。

5. 结果分析

根据患者的临床资料和 TDM 结果进行分析，解释实测与预估结果或血药浓度与药效不一致的原因。将结果分析以报告的形式发给临床医师，主要内容包括：①血药浓度实测值、有效浓度范围。②血药浓度的药动学分析，包括患者药动学参数（如清除率、表观分布容积、生物半衰期等）的评价和文献资料的比较，误差或引起误差的原因，必要时制订适当的取样要求。③给药方案调整建议，根据患者药动学参数制订新的给药方案，并拟订下次血药浓度测定的取样方案。

第二章　口腔颌面部解剖生理

第一节　口腔

一、口腔的分区及其表面形态

在口腔内，由牙列、牙龈及牙槽黏膜，将口腔分为牙列外围的口腔前庭和牙列内的固有口腔。口腔前庭为位于牙列、牙槽黏膜及牙龈与其外侧的唇、颊之间构成的潜在腔隙，因此，唇、颊器官的表面形态即为口腔前庭的表面形态。固有口腔由牙列、牙槽骨及牙龈与其内侧的口腔内部组织器官舌、腭、口底等构成，因此，牙列、牙槽骨及牙龈、舌、腭、口底等组织器官的表面形态即为固有口腔的表面形态。口腔组织器官如图 2-1。

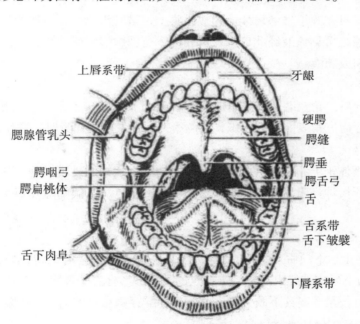

上唇系带	牙龈
腮腺管乳头	硬腭
	腭缝
腭咽弓	腭垂
腭扁桃体	腭舌弓
	舌
	舌系带
	舌下皱襞
舌下肉阜	下唇系带

图 2-1　口腔组织器官

（一）口腔前庭及其体表解剖学标志

1. 口腔前庭

口腔前庭为牙列的外围间隙，位于唇、颊与牙列、牙龈及牙槽黏膜之间，因唇、颊软组织与牙列通常处于贴合状态而呈一潜在腔隙，与牙列的形态一致，呈马蹄形。当𬌗处于息止颌位时，口腔前庭经𬌗间隙与内侧的固有口腔交通；而在正中𬌗位时，口腔前庭主要在其后部经翼下颌皱襞及最后磨牙远中面之间的空隙与固有口腔相通。

2. 口腔前庭的体表解剖学标志

口腔前庭区域具有临床意义的体表解剖学标志有口腔前庭沟、唇系带、颊系带、腮腺管乳头等。

（1）口腔前庭沟

口腔前庭沟又称唇颊龈沟，呈马蹄形，为口腔前庭的上、下界，为唇、颊黏膜移行于牙槽黏膜的沟槽。口腔前庭沟黏膜下组织松软，是口腔局部麻醉常用的穿刺及手术切口部位。

（2）上、下唇系带

上、下唇系带为口腔前庭沟正中线上的黏膜小皱襞。上唇系带一般较下唇系带明显。制作义齿时，基托边缘应避开该结构。儿童的上唇系带较为宽大，并可能与切牙乳头直接相连。随着儿童年龄的增长，唇系带也逐渐退缩，如果持续存在，则上颌中切牙间隙不能自行消失，影响上颌恒中切牙的排列而需要手术松解。

（3）颊系带

颊系带为口腔前庭沟相当于上、下颌尖牙或前磨牙区的黏膜皱襞。一般上颊系带较明显，义齿基托边缘应注意避开该结构。

（4）腮腺管乳头

腮腺管开口于平对上颌第二磨牙牙冠的颊黏膜上，呈乳头状突起，称腮腺管乳头，称腮腺管乳头。挤压腮腺区可见唾液经此口流入口腔内。行腮腺造影或腮腺管内注射治疗时，需要经此口注入造影剂或药液。

（5）磨牙后区

磨牙后区由磨牙后三角及磨牙后垫组成。其中，磨牙后三角位于下颌第三磨牙的后方。磨牙后垫为覆盖于磨牙后三角表面的软组织，下颌第三磨牙发生冠周炎时，磨牙后垫常红肿。

（6）翼下颌皱襞

翼下颌皱襞为延伸于上颌结节后内方与磨牙后垫后方之间的黏膜皱襞，其深面为翼下颌韧带。该皱襞是下牙槽神经阻滞麻醉的重要参考标志，也是翼下颌间隙及咽旁间隙口内切口的参考标志。

（7）颊脂垫尖

大张口时，平对上、下颌后牙𬌗面的颊黏膜上有一处三角形隆起的脂肪组织，称颊脂垫，其尖称颊脂垫尖，为下牙槽神经阻滞麻醉进针点的重要参考标志。颊脂垫的位置有时不恒定，该尖可偏上或偏下，甚至远离翼下颌皱襞，此时的麻醉穿刺点应做相应的调整。

（二）固有口腔及其体表解剖学标志

1. 固有口腔

固有口腔是口腔的主要部分，上为硬腭和软腭，下为舌和口底，前界和两侧界为上、下牙弓，后界为咽门。

2. 固有口腔的体表解剖学标志

固有口腔的体表解剖学标志主要为牙冠、腭、舌及口底等。

（1）牙冠、牙列或牙弓

在固有口腔内只能见到牙的牙冠。不同部位及不同功能的牙有不同的牙冠外形，根据部位可分为前牙、后牙；根据功能及形态可分为切牙、尖牙、前磨牙和磨牙。前牙或切牙的牙冠外形简单，后牙或磨牙等的牙冠外形复杂。上、下颌牙分别在上、下颌牙槽骨上排列成连续的弓形，构成上、下牙弓或牙列。牙冠的外表形态除牙冠的五面外，还有沟、窝、点隙等标志。

唇面或颊面：前牙靠近唇黏膜的一面称唇面，后牙靠近颊黏膜的一面称颊面。

舌面或腭面：下前牙或后牙靠近舌侧的一面均称舌面，上颌牙的舌面接近腭，故亦称腭面。

近中面与远中面：面向中线的牙面称近中面，背向中线的称远中面，每颗牙均有一个近中面和一个远中面。近、远中面统称为邻接面。

𬌗面：上下颌牙相对而发生咀嚼作用的一面称为𬌗面。前牙无𬌗面，但有较狭窄的嵴，称为切嵴。

牙尖：牙冠上突出成尖的部分称牙尖。

切端结节：初萌切牙切缘上圆形的隆突称切端结节，随着牙的切磨逐渐消失。

舌面隆突：前牙舌面近颈缘部的半月形隆起，称舌面隆突，系前牙的解剖特征之一。

嵴：牙冠上细长形的牙釉质隆起，称为嵴。根据嵴的位置、形状和方向，可分为轴嵴、边缘嵴、三角嵴、横嵴、斜嵴和颈嵴。

沟：牙面上细长的线形凹陷称为沟，系牙体发育时生长叶与生长叶交界的部位，如颊沟、舌沟。发育沟处的牙釉质因矿化不全而不能密合者称裂沟。

点隙：为发育沟的汇合处或沟的末端处的凹陷。该处牙釉质若矿化不全，则成为点隙裂。裂沟和点隙裂均是龋的好发部位。

窝：牙冠面上不规则的凹陷称为窝。如前牙舌面的舌窝，后牙𬌗面的中央窝和三角窝。

（2）牙槽突、龈沟与龈乳头

牙槽突：为颌骨上与牙齿相连接的骨性突起的部分。上颌牙牙槽突向下，下颌牙牙槽突向上。牙根位于牙槽突内，拔除牙根后所见到的窝，即原有牙根所占据的部位称为牙槽窝。牙槽突骨质疏松，承接牙的咀嚼𬌗力。失牙后因失去生理性咀嚼力刺激而呈进行性萎缩，牙槽突变低甚至消失，不利于活动性义齿固位。

龈沟：是牙龈的游离龈部分与牙根颈部间的沟状空隙。正常的龈沟深度不超过 2 mm。

龈乳头：位于两邻牙颈部之间的间隙内，呈乳头状突起的牙龈，是龈炎最容易出血的部位。长期的牙结石沉积将导致龈乳头退缩，退缩的龈乳头将不再生长，邻牙间隙暴露，常出现水平性食物嵌塞。

（3）硬腭与软腭

硬腭位于口腔顶部，呈穹隆状，将口腔与鼻腔分隔。软腭为硬腭向后的延续部分，末端为向下悬垂的腭垂。腭裂将导致患者鼻漏气和鼻音过高，呈"腭裂语音"，严重影响患者的语言交流。腭部的解剖标志如下。

切牙乳头或腭乳头：为一黏膜隆起，位于腭中缝前端，左右上颌中切牙间的腭侧，其深面为切牙孔，鼻腭神经、血管经此孔穿出向两侧分布于硬腭前 1/3。因此，切牙乳头是鼻腭神经局部麻醉的表面标志。切牙乳头组织致密，神经丰富，鼻腭神经阻滞麻醉时，应从切牙乳头的侧缘刺入黏膜。

腭皱襞：为腭中缝前部向两侧略呈波纹状的黏膜皱襞。

腭大孔：位于硬腭后缘前方约 0.5 cm 处，上颌第三磨牙腭侧，约相当于腭中缝至龈缘连线的中、外 1/3 交界处。肉眼观察此处黏膜稍显凹陷，其深面为腭大孔，腭前神经及腭大血管经此孔向前分布于硬腭后 2/3，该黏膜凹陷为腭大孔麻醉的表面标志。

腭凹：软腭前端中线两侧的黏膜，左右各有一对称的凹陷，称腭凹，可作为全口义齿基托后缘的参考标志。

腭舌弓、腭咽弓：软腭后部向两侧外下形成前后两条弓形皱襞，前方者向下移行于舌，形成腭舌弓；后方者移行于咽侧壁，形成腭咽弓。两弓之间的三角形凹陷称扁桃体窝，容纳腭扁桃体。软腭后缘、腭舌弓和舌根共同围成咽门。

（4）口底

舌系带：舌腹部黏膜返折后与舌下区的黏膜相延续在中线形成的带状结构。

新生儿出生时，常见舌系带附着于舌腹前部，常误诊为舌系带过短，因担心影响儿童的吮吸、咀嚼及语言功能而行舌系带矫正术。现已不主张为新生儿行舌系带矫正术。

经过大量病例和多年观察，新生儿时附着靠前的舌系带，不会影响儿童的吮吸、咀嚼及语言功能。而且，随着儿童舌体的生长，舌系带附着相对后移，真性舌系带过短的情况很少。很多家长把儿童在牙牙学语时的发音不准，误认为是舌系带过短所致，担心延误孩子的语言学习，强烈要求行舌系带矫正术。实际上，其中绝大多数儿童均不必手术。儿童的语言发育要等到 5 岁左右才发育完善，在这之前有部分发音不准属正常现象，5 岁以后发音不准应积极诊治。儿童早期发音不准，大多数都不是舌系带过短所致。当儿童发音时，"2"这个音（卷舌音）发不准，其他的非卷舌音都能准确发音，查体见卷舌时舌尖不能触及腭部，舌前伸不能伸出下唇，舌前伸后舌尖被紧张的舌系带拉出一深沟，只有符合这些情况时，才能确诊为真性舌系带过短。

舌下肉阜：为舌系带移行为口底黏膜的两侧的一对丘形隆起，其顶部有下颌下腺管和舌下腺大管的共同开口，可经此管行下颌下腺造影术。

二、口腔的组织器官

（一）唇

唇主要分上唇和下唇。上、下唇联合处形成口角，上、下唇游离缘围成的裂隙称口裂，上唇上面与鼻底相连，两侧以鼻唇沟为界。

唇部组织分皮肤、肌和黏膜三层，故外伤或手术时应分层缝合，恢复其正常解剖结构，才不致影响其外貌和功能。上唇皮肤表面中央有一浅凹称为"人中凹"。唇部皮肤有丰富的汗腺、皮脂腺和毛囊，为疖、痈好发部位；唇的口腔面为黏膜，在黏膜下有许多小黏液腺，当其导管受到外伤而引起阻塞时，容易形成黏液囊肿；唇部皮肤与黏膜之间为口轮匝肌。唇部皮肤向黏膜的移行部称为唇红缘，常呈弓背形，外伤缝合或唇裂修复手术时，应注意唇红缘对合整齐，以免造成畸形。唇黏膜显露于外面的部分称为唇红，在内侧黏膜下有唇动脉，进行唇部手术时，压迫此血管可以止血。上唇正中唇红呈珠状略突向前下的部分称为唇珠。唇的表面解剖如图 2-2。

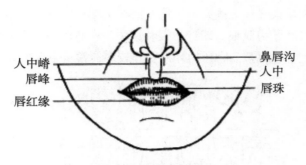

图 2-2 唇的表面解剖

（二）颊

颊位于面部两侧，形成口腔前庭外侧壁，上界为颧骨下缘，下达下颌骨下缘，前达鼻唇沟、口角，后以咬肌前缘为界。主要由皮肤、皮下组织、颊筋膜、颊肌、黏膜下层和黏膜所构成。颊脂垫与颞后及颞下脂体连为一体，当感染时，可通过相连的蜂窝组织互相扩散。

颊黏膜偏后区域，有时可见黏膜下有颗粒状黄白色斑点，称为皮脂腺迷路，有时也可见于唇红部，无临床意义。

（三）牙

牙又称牙体，由牙冠、牙根和牙颈三部分组成。由牙釉质覆盖、显露于口腔的部分为牙冠；由牙骨质所覆盖、埋于牙槽骨内的部分为牙根；牙冠和牙根交界处为牙颈部。

牙体内有一与牙体外形大致相似、内含牙髓的腔，称牙髓腔。牙冠部的称髓室，牙根部的称根管，根管末端的开口称根尖孔。

牙体结构如图 2-3。

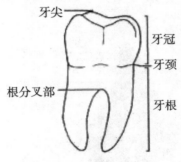

图 2-3 牙体结构

1. 牙冠的形态

每颗牙行使的功能不同，其牙冠的形态也各异。临床上将牙冠分为唇（颊）面、舌（腭）面、近中面、远中面及𬌗面（又称咬合面）5 个面。以两中切牙之间为中线，靠近中线侧为近中面，远离中线侧为远中面。前牙的咬合面由唇、舌面相交形成切缘，主要用以切割食物，其牙冠形态简单；后牙咬合面有尖、窝等结构，主要用以研磨食物，其牙冠形态复杂。

2. 牙根的数目和形态

因牙的咀嚼力的大小和功能不同，牙的牙根数目和形态也不相同。上、下颌尖牙、切牙和第一、第二前磨牙为单根牙；上颌第一、第二磨牙为三根，即近中颊侧根、远中颊侧根及腭侧根；下颌第一、二磨牙为双根，即近中根和远中根；有时下颌第一磨牙为三根，即远中根再分为颊、舌根；上、下颌第三磨牙的牙根变异较多，常呈融合根。

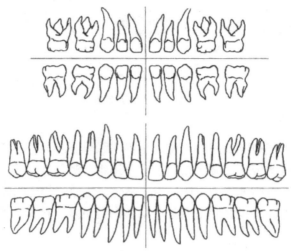

图2-4　乳牙列（上）及恒牙列（下）的数目和形态

　　所有牙根近根尖部多弯向远中面。有的牙根呈圆锥形，如上颌切牙和尖牙；有的牙根呈扁平形，如下颌切牙和前磨牙；有的多根牙分叉大，如第一磨牙和乳磨牙；有的分叉小，如第二磨牙。乳牙列及恒牙列的数目和形态如图2-4。了解牙根的数目和形态，对牙髓病的治疗和拔牙手术有重要的临床意义。

　　3.牙的组织结构

　　牙组织由牙釉质、牙本质、牙骨质3种矿化的硬组织和牙髓腔内的牙髓软组织组成（图2-5）。

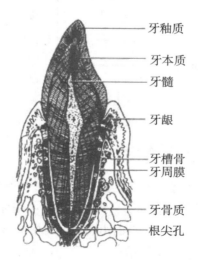

牙釉质
牙本质
牙髓
牙龈
牙槽骨
牙周膜
牙骨质
根尖孔

图2-5　牙的组织结构

（1）牙釉质

牙釉质位于牙冠表面，呈乳白色，有光泽，当牙釉质有严重磨耗时，则透出呈淡黄色的牙本质。牙釉质是一种半透明的矿化组织，其中含96%无机盐，主要为含钙、磷离子的磷灰石晶体和少量的其他磷酸盐晶体，水分及有机物约占4%。牙釉质为人体中最硬的组织。

（2）牙本质

牙本质构成牙的主体，色淡黄而有光泽，含70%无机盐，有机物含量比牙釉质中多，约占30%，硬度比牙釉质低。在牙本质中有成牙本质细胞突起，是痛觉感受器，受到刺激时有酸痛感。

（3）牙骨质

牙骨质是覆盖于牙根表面的一层矿化结缔组织，色淡黄，含45%~50%无机盐，构成和硬度与骨相似，但无哈弗斯管。牙骨质借牙周膜将牙体固定于牙槽窝内。当牙根表面受到损伤时，牙骨质可再生而有修复功能。

（4）牙髓

牙髓是位于髓腔内的疏松结缔组织，其四周为矿化的牙本质。牙髓中有血管、淋巴管、神经、成纤维细胞和成牙本质细胞，其主要功能为营养牙体组织，并形成继发牙本质。牙髓神经大多为有髓神经，对外界刺激异常敏感，稍受刺激即可引起剧烈疼痛，而无定位能力。牙髓的血管由狭窄的根尖孔进出，一旦发生炎症，会导致髓腔内的压力增高，容易造成血液循环障碍，使牙髓逐渐坏死，牙本质和牙釉质得不到营养，从而导致牙变色，失去光泽，牙体变脆，受力稍大即易崩裂。

4. 牙周组织

牙周组织包括牙槽骨、牙周膜及牙龈，是牙的支持组织。

（1）牙槽骨

牙槽骨是颌骨包围牙根的部分，骨质较疏松，且富有弹性，是支持牙的重要组织。牙根位于牙槽骨内，牙根和牙根之间的骨板，称为牙槽中隔。两牙之间的牙槽骨称为牙槽间隔。牙槽骨的游离缘称为牙槽嵴。当牙脱落后，牙槽骨即逐渐萎缩。

（2）牙周膜

牙周膜是连接牙根与牙槽骨的结缔组织，其纤维一端埋于牙骨质，另一端埋于牙槽骨和牙颈部的牙龈内，将牙固定于牙槽窝内。牙周膜还可以调节牙所承受的咀嚼压力。牙周膜内有纤维结缔组织、神经、血管和淋巴，牙周膜在感受咬合力、缓冲咬合力以及将咬合力调控为生理性压力、维持牙的稳定性方面，起着极其重要的作用。

（3）牙龈

牙龈是口腔黏膜覆盖于牙颈部及牙槽骨的部分，呈粉红色，坚韧而有弹性。牙龈与牙颈部紧密相连，未附着的部分称为游离龈。游离龈与牙之间的空隙为龈沟，正常的龈沟深度不超过2 mm，龈沟过深则为病理现象。两牙之间突起的牙龈，称为龈乳头，在炎症或食物阻塞时，龈乳头肿胀或萎缩。

5. 牙的萌出与乳恒牙更替

人一生中有两副天然牙，据萌出时间和形态可分为乳牙与恒牙。

（1）乳牙

正常乳牙有20颗，左、右侧各5颗。其名称从中线起向两旁，分别为乳中切牙、乳侧切牙、乳尖牙、第一乳磨牙、第二乳磨牙，分别用Ⅰ、Ⅱ、Ⅲ、Ⅳ、Ⅴ表示。

一般出生后6～8个月开始萌出乳中切牙，然后乳侧切牙、第一乳磨牙、乳尖牙和第二乳磨牙依次萌出，2岁左右乳牙全部萌出。

乳牙可能出现过早或延迟萌出，常见于下中切牙部位。由于过早萌出而没有牙根，常较松动，过于松动者应拔除，以免脱落误入食管或气管而发生危险。有的新生儿口内牙槽嵴黏膜上，出现一些乳白色米粒状物或球状物，数目多少不等，俗称"马牙"或"板牙"。它不是实际意义上的牙，而是牙板上皮残余增殖形成的被称为角化上皮珠的角化物，一般可自行脱落。

为便于病历记录，常用罗马数字表示乳牙。标识乳牙位置时，应面对患者，将全口牙分为上、下、左、右四区，横线上代表上颌，横线下代表下颌，纵线左代表患者右侧，纵线右代表患者左侧，或者以"+"将牙列分为四个象限，分别以A、B、C、D代表四区。

（2）恒牙

恒牙共28～32颗，上下颌的左右侧各7～8颗，其名称从中线起向两旁，分别为中切牙、侧切牙、尖牙、第一前磨牙（旧称第一双尖牙）、第二前磨牙（旧称第二双尖牙）、第一磨牙、第二磨牙、第三磨牙。切牙和尖牙位于牙弓前部，统称为前牙；前磨牙和磨牙位于牙弓后部，统称为后牙。

牙列中恒牙的数目并非恒定。少数人还有畸形的多余牙，常位于上颌中切牙间；也可因先天牙胚缺失而少牙，常见第三磨牙缺失或阻生导致恒牙的萌出发生困难或阻生。因此，牙的数目有所增减。

恒牙萌出早者为5岁，晚者为7岁，一般从6岁左右开始，在第二乳磨牙后方萌出第一恒磨牙（俗称六龄牙），同时恒中切牙萌出，乳中切牙开始脱落，随后侧切牙、尖牙、第一前磨牙、第二前磨牙、第二磨牙及第三磨牙依次萌出。有时第一前磨牙较尖牙更早萌出。一般左右同名牙多同期萌出，上下同名牙则下颌牙较早萌出。

（四）咬合关系、𬌗与牙弓关系

咀嚼时，下颌骨做不同方向的运动，上、下颌牙发生各种不同方向的接触，这种互相接触的关系称为咬合关系。临床上，常以正中𬌗作为判断咬合关系是否正常的基准。在正中𬌗时，上下切牙间中线应位于同一矢状面上；上颌牙超出下颌牙的外侧，即上前牙覆盖于下前牙的唇侧，覆盖度不超过3 mm，上后牙的颊尖覆盖于下后牙的颊侧。嘱患者做吞咽动作，边吞咽边咬合，即能求得牙的正中𬌗。

牙弓关系异常可表现为𬌗关系的异常（图2-6），如反𬌗（俗称地包天）。反𬌗可分前牙反𬌗、后牙反𬌗，即在正中𬌗位时，下前牙或下后牙覆盖在上前牙或上后牙的唇侧或颊侧。此种反𬌗的咬合关系在乳牙列或恒牙列均可出现，应尽早矫治。开𬌗指在正中𬌗位及非正中𬌗位时，上下牙弓的部分牙不能咬合接触，通常以前牙开𬌗多见，颌骨发生骨折时，常可见多数牙开𬌗。深覆𬌗是指上颌切牙牙冠盖过下颌切牙牙冠长度1/3以上者，因其程度不同分为三度：Ⅰ度指上颌切牙牙冠盖过下颌切牙牙冠长度1/3～1/2；Ⅱ度为盖过1/2～2/3；Ⅲ度为上颌切牙牙冠完全盖过下颌切牙牙冠，甚至咬及下颌切牙唇侧龈组织。锁𬌗是指后牙咬合关系异常。常见为正锁𬌗，即上颌后牙的舌面与下颌后牙的颊面相接触，而𬌗面无咬合关系；反锁𬌗是指上颌后牙的颊面与下颌后牙的舌面相接触而𬌗面无接触，较少见。

颌骨的病变，如发育异常、肿瘤、骨折等，常使牙排列紊乱，并破坏正常的咬合关系，影响咀嚼功能。临床上常以牙列和咬合关系的变化作为颌骨疾病诊断和治疗的参考，特别是对颌骨骨折的诊断、复位和固定，咬合关系是最重要的依据。

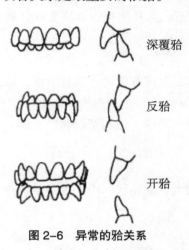

深覆𬌗

反𬌗

开𬌗

图 2-6　异常的𬌗关系

（五）舌

舌具有味觉功能，能协助相关的组织器官完成发声、咀嚼、吞咽等重要生理功能。舌前 2/3 为舌体部，活动度大，其前端为舌尖，上面为舌背，下面为舌腹，两侧为舌缘；舌后 1/3 为舌根部，活动度小。舌体部和舌根部以"人"字沟为界，其形态呈倒"V"形，界沟尖端向后有一凹陷处，为甲状舌管残迹，称为舌盲孔（图 2-7）。

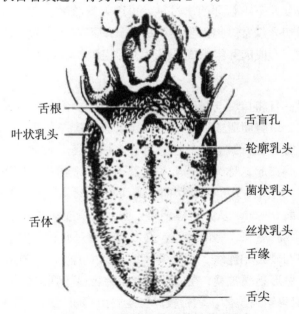

舌根
叶状乳头
舌体

舌盲孔
轮廓乳头
菌状乳头
丝状乳头
舌缘
舌尖

图 2-7　舌的分区及 4 种舌乳头分布

舌是由横纹肌组成的肌性器官。肌纤维呈纵横、上下等方向排列，因此，舌能灵活进行前伸、后缩、卷曲等多方向活动。

舌的感觉神经，在舌前 2/3 为舌神经分布（第 Ⅴ 对脑神经的分支）；舌后 1/3 为舌咽神经

（第Ⅸ对脑神经）及迷走神经分布（第Ⅹ对脑神经）。舌的运动由舌下神经（第Ⅻ对脑神经）所支配。舌的味觉由鼓索味觉纤维所支配。舌尖部对甜、辣、咸味敏感，舌缘对酸味敏感，舌根部对苦味敏感。

舌背黏膜有许多乳头状突起，当 B 族维生素缺乏或严重贫血时可见乳头萎缩，舌面光滑。舌乳头可分以下 4 种（图 2-7）。

（1）丝状乳头

丝状乳头为刺状细小突起，上皮有角化，故呈白色，数量较多，遍布于整个舌背。

（2）菌状乳头

菌状乳头呈蕈状，色红，大而圆，散布于丝状乳头间，数量比丝状乳头少，含有味觉神经末梢。

（3）轮廓乳头

轮廓乳头有 7～9 个，较大，呈轮状，沿"人"字沟排列。乳头周围有深沟环绕，含有味蕾，司味觉。

（4）叶状乳头

叶状乳头位于舌根部两侧缘，为数条平行皱襞。正常时不明显，炎症时充血发红、突起，使人疼痛，有时易被误诊为癌。

舌根部黏膜有许多卵圆形淋巴滤泡突起，其间有浅沟分隔，整个淋巴滤泡称为舌扁桃体。舌腹面黏膜平滑而薄，折返后与口底黏膜相连，在中线形成舌系带。若舌系带上方附着靠近舌尖，或其下方附于下颌舌侧的牙槽嵴上，即舌系带过短（绊舌）。初生婴儿舌系带发育不全，难以判断是否过短。若婴儿下中切牙萌出过早，可因频繁咳嗽、舌前后活动增多或吮乳时舌系带及其两侧软组织与切牙经常摩擦而发生溃疡，长期不愈，称为里加－费德病。有时这种溃疡呈慢性增殖性改变，形成肉芽组织或纤维性肉芽组织，容易被误诊为肿瘤。

（六）腭

腭构成口腔的上界，且将口腔与鼻腔、鼻咽部分隔开。硬腭的骨质部分由两侧上颌骨的腭突和腭骨水平板组成，口腔面覆盖致密的黏骨膜组织；软腭为可以活动的肌性部分。

硬腭前份正中线有突起纵行皱襞，其两旁有许多横行突出皱襞伸向两侧，称为腭嵴。两中切牙间后面腭部有黏膜突起，称为切牙乳头，其下方有一骨孔，称为切牙孔或腭前孔。鼻腭神经、血管通过此孔，向两侧分布于硬腭前 1/3，因此切牙乳头是鼻腭神经局部麻醉进针的标志之一。在硬腭后缘前 0.5 cm，从腭中缝至第二磨牙侧缘连线的外、中 1/3 交界处，左右各有一骨孔，称为腭大孔或腭后孔，腭前神经、腭大血管通过此孔，向前分布于硬腭后 2/3。

软腭呈垂幔状，前与硬腭相连续，后为游离缘，其中有一小舌样物体，称为腭垂。软腭两侧向下外方形成两个弓形黏膜皱襞，在前外方者为腭舌弓（咽前柱），在稍后内方者为腭咽弓（咽后柱），两弓之间容纳扁桃体。软腭较厚，主要由腭帆提肌、腭帆张肌、腭舌肌、腭咽肌、腭垂肌和腭腱膜所构成，表面覆盖以黏膜组织，在口腔面黏膜下含有大量黏液腺（腭腺），伴有脂肪和淋巴组织，一直延伸至硬腭前磨牙区。正常情况下通过软腭和咽部的肌肉彼此协调运动，共同完成腭咽闭合，行使正常的语言功能。

（七）口底

口底又称舌下部，为位于舌体和口底黏膜之下、下颌舌骨肌和舌骨舌肌之上，下颌骨体内侧面与舌根之间的部分。在舌腹正中可见舌系带，舌系带两旁有呈乳头状突起的舌下肉阜，其中有一小孔为下颌下腺管的开口。舌下肉阜向后延伸部分为颌舌沟，表面凸起的黏膜皱襞为舌下皱襞，有许多舌下腺小管直接开口于此。颌舌沟前份黏膜下有舌下腺，后份黏膜下有下颌下腺管开口延长部分。口底黏膜下有下颌下腺管和舌神经走行，在做口底手术时，注意勿损伤下颌下腺管和舌神经。由于口底组织比较疏松，因此，在口底外伤或感染时，可形成较大的血肿、脓肿，将舌推挤向上后方，造成呼吸困难甚至窒息，应特别警惕。口底结构如图 2-8。

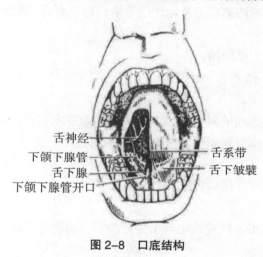

舌神经
下颌下腺管
舌下腺
下颌下腺管开口
舌系带
舌下皱襞

图 2-8　口底结构

第二节　颌面部

一、表面形态标志与协调关系

（一）表面形态标志

1. 睑部区域的表面标志

（1）睑裂

睑裂为上睑和下睑之间的裂隙，常用来作为面部垂直比例的标志。正常睑裂的宽度和高度分别为 3.5 cm 和 1.0 ~ 1.2 cm。

（2）睑内侧联合和睑外侧联合

它们分别为上、下睑在内侧和外侧的结合处。

（3）内眦和外眦

内眦和外眦分别为睑内侧联合和睑外侧联合处上、下睑缘线交叉所构成的角。内眦为钝圆形，外眦为锐角形，外眦较内眦高 3 ~ 4 mm。

2. 鼻部区域的表面标志

（1）鼻根、鼻尖和鼻背

外鼻上端连于额部者称为鼻根；下端隆起处称为鼻尖；鼻根与鼻尖之间称为鼻背。

（2）鼻底和鼻前孔

锥形外鼻之底称为鼻底；鼻底上有左、右卵圆形孔，称为鼻前孔。

（3）鼻小柱和鼻翼

两侧鼻前孔之间的隆嵴称为鼻小柱；鼻前孔外侧的隆起称为鼻翼。

（4）鼻面沟

鼻面沟为鼻外侧的长形凹陷。沿鼻面沟做手术切口，愈合后瘢痕不明显。

（5）鼻唇沟

鼻面沟与唇面沟合称为鼻唇沟。

3. 口唇区域的表面标志

（1）唇面沟

唇面沟为上唇与颊部之间的斜行凹陷。沿唇面沟做手术切口，愈合后瘢痕不明显。在矫治修复时，唇面沟常用来作为判断面容恢复情况的指征。

（2）口裂

口裂为上唇与下唇之间的横形裂隙。

（3）口角

口裂两端为口角，其正常位置约相当于尖牙与第一前磨牙之间，施行口角开大或缩小术时，应注意此关系。

（4）唇红

唇红为上、下唇的游离缘，系皮肤与黏膜的移行区。

（5）唇红缘（唇缘）

唇红缘（唇缘）为唇红与皮肤的交界处。

（6）唇弓和人中点（人中切迹）

上唇的全部唇红缘呈弓背状，称为唇弓；唇弓在正中线微向前突，此处称为人中点（人中切迹）。

（7）唇峰和唇珠

人中点两侧的唇弓最高点，称为唇峰（唇弓峰）；上唇正中唇红呈珠状向前下方突出的部分，称为唇珠（上唇结节）。

（8）人中凹

上唇皮肤表面正中，由鼻小柱向下至唇红缘的纵行浅沟，称为人中凹。

（9）人中嵴

人中的两侧各有一条与其并行的皮肤嵴，自鼻底伸延至唇峰，称为人中嵴。

4. 下颌及颏部区域的表面标志

（1）颏唇沟

颏唇沟为下唇与颏部之间的横形凹陷。

（2）颏下点

颏下点为颏部最低点，是常用作测量面部距离的标志。

（3）颏孔

颏孔有颏神经穿出，位于下颌体外侧面，成人多位于第二前磨牙或第一、第二前磨牙之间的下方，下颌体上、下缘中点稍上方，距正中线 2～3 cm。颏孔为颏神经阻滞麻醉的进针部位。

5. 其他区域的表面标志

（1）耳屏

耳屏为外耳道前方的结节状突起，临床上常在其前方、颧弓根部之下检查下颌骨髁突的活动情况。在耳屏前方约 1 cm 处可触及颞浅动脉的搏动。

（2）眶下孔

眶下孔位于眶下缘中点下约 0.5 cm，其体表投影为自鼻尖至睑外眦连线的中点。眶下孔是眶下神经阻滞麻醉的进针部位。

（3）腮腺管的体表投影

腮腺管的体表投影为鼻翼与口角连线的中点至耳垂连线的中 1/3 段。颊部手术时了解腮腺管的体表投影，将有助于避免腮腺管的损伤。

（二）表面形态的协调关系

颌面部表面形态的协调关系是指颌面部组织器官表面形态结构彼此之间的关系，协调的颌面部关系是正常颌面部形态的基础。颌面部鼻唇颏之间、唇颏之间、颌面宽度与高度之间存在明显的相关关系等，决定颌面部的美学形态。

1. 颌面部的水平比例关系

颌面部的水平比例关系指颌面部长度的比例关系。沿眉间点、鼻下点作横线，可将面部分成水平三等份。发际至眉间点为面上 1/3，眉间点至鼻下点为面中 1/3，鼻下点至颏下点为面下 1/3。眼、鼻位于面中 1/3，口腔位于面下 1/3。面上 1/3 及面中 1/3 水平比例失调则可导致颅面部畸形；面中 1/3 及面下 1/3 水平比例异常则可表现为牙颌面畸形。

2. 颌面部的垂直比例关系

颌面部的垂直比例关系指颌面部正面宽度的比例关系。沿两眼内、外眦作垂线，可将面部在睑裂水平分为五等份，每一等份的宽度与一个睑裂的宽度相等，即两眼内眦间距，两睑裂宽度和左右外眦至耳轮间距相等。正常睑裂宽度平均为 3.5 cm。

另外，还有一些合理的比例关系，如鼻翼的宽度与两眼内眦之间的距离相等；鼻的长度和宽度比例约为 1：0.7；闭口时口角的大小与眼平视时角膜内缘之间的距离相等。

3. 鼻、眼、眉关系

通过内眦作垂线，可见鼻翼的外侧缘、内眦和眉头的内侧缘在同一直线上；通过鼻翼与眉梢的连线，外眦在此连线上；通过眉头与眉梢的连线，该线通常呈一水平线，与上述两线相交成直角三角形，该直角三角形的顶点位于眉头下方，此为正常的鼻、眼、眉关系。

4. 鼻、唇、颏关系

连接鼻尖与颏点构成 Ricketts 美容线，通过评估上下唇是否位于该线上，可判断容貌状态，若超前或后退，则容貌均欠美，但这存在种族差异。

5. 左右对称关系

以面部中线为轴的左右对称关系是颜面美的重要标志之一，也常作为颌面外科和整形外科手术前诊断和手术后评价的标准。美貌人群眼、鼻、口角等颜面主要结构具有高度对称性。鼻尖点，鼻下点，上、下唇突点，颏唇沟点，颏前点6个标志点均高度接近中线，与中线的左右位置偏移均在 ±0.5 mm 以内。通常鼻根点最接近中线，越靠近面下部，非对称率有增加趋势，颏前点偏移较大。男性面部的非对称率大于女性。颜面结构具有高度的对称性，但完全对称者很少。

二、颌骨

（一）上颌骨

1. 解剖

上颌骨（图2-9）为面中份最大的骨骼。由左右两侧形态结构对称但不规则的两块骨构成，并于腭中缝处连接成一体。上颌骨由一体、四突构成，一体即上颌体，四突即为额蝶突、颧突、牙槽突和腭突。上颌骨与鼻骨、额骨、泪骨、犁骨、颧骨、腭骨、蝶骨等邻近骨相接，构成眶底、鼻底和口腔顶部。

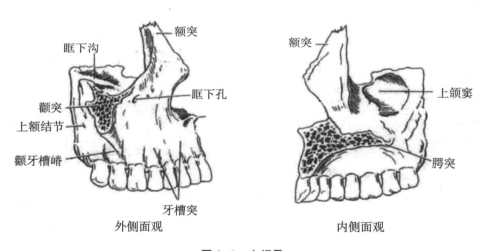

图2-9 上颌骨

（1）上颌体

上颌体分为四壁一腔，为前、后、上、内四壁和上颌窦腔。

前壁：又称脸面，上方以眶下缘与上壁（眼眶下壁）相接，在眶下缘中点下方0.5 cm处有眶下孔，眶下神经、血管从此孔通过。眶下孔下方的骨面上有一深窝称尖牙窝，此处骨质菲薄，常经此进入上颌窦内施行手术；尖牙窝前方，上颌切牙的上方有一骨凹，称切牙窝。

后壁：又称颞下面，常以颧牙槽嵴作为前壁与后壁的分界线，其后方骨质微凸呈结节状，称上颌结节。上颌结节上方有2～3个小骨孔，有上牙槽后神经、血管通过。颧牙槽嵴和上颌结节是上牙槽后神经阻滞麻醉的重要标志。

上壁：又称眶面，呈三角形，构成眶下壁，其中部有由后方眶下裂向前行的眶下沟，并通眶下管，开口于眶下孔。上牙槽前、中神经由眶下管内分出，经上颌窦前壁分布到前牙和前磨牙。

内壁：又称鼻面，构成鼻腔外侧壁，在中鼻道后部半月板裂孔有上颌窦裂孔通向鼻腔。施行上颌窦根治术和上颌骨囊肿摘除时，可在鼻道开窗引流。

上颌窦：呈锥形空腔，底向内、尖向外伸入颧突，开口于鼻腔。上颌窦壁即上颌体的四壁，各壁骨质皆薄，内面衬以上颌窦黏膜。上颌窦底与上颌后牙根尖紧密相连，有时仅隔以上颌窦黏膜，故当上颌前磨牙及磨牙根尖感染时，易穿破上颌窦黏膜，导致牙源性上颌窦炎。在拔除上颌前磨牙和磨牙断根时，应注意勿将断根推入上颌窦内。

（2）上颌突

上颌突包含额蝶突、颧突、牙槽突和腭突。

额蝶突：位于上颌体的内上方，与额骨、鼻骨、泪骨相连。

颧突：位于上颌体的外上方，与颧骨相连，向下至第一磨牙处形成颧牙槽嵴。

牙槽突：位于上颌体的下方，与上颌窦前、后壁连续，左右两侧在正中线相连形成牙槽骨弓。每侧牙槽突上有 7～8 个牙槽窝容纳牙根。前牙及前磨牙区牙槽突的唇颊侧骨板薄而多孔，此结构有利于麻醉药液渗入骨松质内，达到局部浸润麻醉目的。由于唇颊侧骨质疏松，拔牙时向唇颊侧方向用力则阻力较小。

腭突：指在牙槽突内侧伸出的水平骨板，后部接腭骨的水平板，两侧在正中线相连组成硬腭，将鼻腔与口腔隔开。硬腭前部有切牙孔，有鼻腭神经、血管通过；后部有腭大孔，有腭前神经及腭大血管通过。腭大孔后方还有 1～2 个腭小孔，腭中、后神经由此通过。

2. 上颌骨的解剖特点及其临床意义

（1）支柱式结构及其临床意义

上颌骨与多数邻骨相连，且骨体中央为一空腔，因而形成支柱式结构。当遭受外力打击时，力量可通过多数邻骨传导分散，不致发生骨折；若打击力量过重，则上颌骨和邻骨结合部最易发生骨折；当打击力量过大，传导至相邻的头颅骨骼时，常常合并颅底骨折并导致颅脑损伤。由于上颌骨无强大肌附着，骨折后较少受到肌肉的牵引而发生移位，故骨折段的移位常常与所受外力的大小、方向一致。上颌骨骨质疏松，血运丰富，骨折后愈合较快，一旦骨折应及早复位，以免发生错位愈合。发生化脓性感染时，疏松的骨质有利于脓液穿破骨质而达到引流的目的，因此，上颌骨较少发生颌骨骨髓炎。

（2）解剖薄弱部位及其临床意义

上颌骨因骨质疏密厚薄不一、连接的骨缝多、牙槽窝的深浅与大小不一致等因素，构成解剖结构上的一些薄弱环节或部位，这些薄弱环节是骨折常发生的部位。上颌骨的主要薄弱环节表现为以下三条薄弱线。

第一薄弱线：从梨状孔下部平行牙槽突底部经上颌结节至蝶骨翼突，当骨折沿此薄弱线发生时，称上颌骨 Le Fort Ⅰ 型骨折，骨折线称上颌骨 Le Fort Ⅰ 型骨折线。

第二薄弱线：通过鼻骨、泪骨，向外经眶底，向外下经颧颌缝从颧骨下方至蝶骨翼突，当骨折沿此薄弱线发生时称上颌骨 Le Fort Ⅱ 型骨折，骨折线称为上颌骨 Le Fort Ⅱ 型骨折线。面中部骨折段不含颧骨。

第三薄弱线：通过鼻骨、泪骨，向外经眶底，向外上经额颧缝从颧骨上方至蝶骨翼突，当骨折沿此薄弱线发生时称上颌骨 Le Fort Ⅲ型骨折，骨折线称为上颌骨 Le Fort Ⅲ型骨折线。面中部骨折段含颧骨，常称"颅面分离"。

（二）下颌骨

下颌骨是颌面部唯一可以活动而且最坚实的骨骼。在正中线处两侧下颌骨联合呈马蹄形。下颌骨分为下颌体与下颌支两部分（图 2-10）。

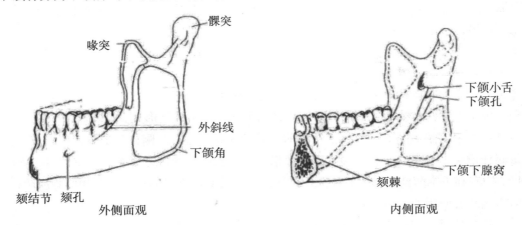

图 2-10　下颌骨

1. 下颌体

下颌体分为上、下缘和内、外面，在两侧下颌体的正中联合处，外有颏结节，内有颏棘。下颌体上缘为牙槽骨，有牙槽窝容纳牙根。前牙区牙槽骨板较后牙区疏松，而后牙区颊侧牙槽骨板较舌侧厚。下颌体下缘骨质致密而厚，正中两旁稍内方有二腹肌窝，为二腹肌前腹起端附着处。下颌体外面，相当于前磨牙根尖区下方，有颏孔开口，颏神经在下颌骨内经此孔穿出。自颏孔区向后上方，与下颌支前缘相连续的线形突起称外斜线，有颊肌附着；下颌体内面从颏棘斜向上方有线形突起，称下颌舌骨线，为下颌舌骨肌起端附着处，而颏棘上有颏舌肌和颏舌骨肌附着；在下颌舌骨线前上部有舌下腺窝，为舌下腺所在处；后下部有下颌下腺窝，为下颌下腺所在处。

2. 下颌支

下颌支有左右垂直部分，上方有 2 个骨突，前者称喙突，呈三角形，扁平，有颞肌附着；后者称髁突，与颞骨关节窝构成颞下颌关节，髁突下方缩窄处称髁突颈。两骨突之间的凹陷切迹，称下颌切迹或下颌乙状切迹，为经颞下途径行圆孔和卵圆孔麻醉的重要标志。

下颌支外侧面中下部较粗糙，有咬肌附着；内侧面中央有一呈漏斗状的骨孔，称下颌孔，为下牙槽神经、血管进入下颌管的入口；孔前内侧有一小的尖形骨突，称下颌小舌，为蝶下颌韧带附着处。内侧面下部近下颌角区骨面粗糙，有翼内肌附着。

下颌角是下颌支后缘与下缘相交的部分，有茎突下颌韧带附着。

3. 下颌骨的解剖特点及其临床意义

（1）解剖薄弱部位

下颌骨的正中联合、颏孔区、下颌角、髁突颈等为骨质薄弱部位，当遭遇外力时，这些部位常发生骨折。

（2）血供较差且骨皮质致密

下颌骨的血供较上颌骨少，下颌骨骨折愈合时间较上颌骨骨折愈合慢。下颌骨的周围有强大致密的肌肉和筋膜包绕，当炎症化脓时不易引流，所以骨髓炎的发生较上颌骨为多。

下颌骨有强大的咀嚼肌群，下颌骨骨折时，骨折段不稳定，在张闭口时易受咀嚼肌收缩时的牵拉，发生骨折错位。

三、肌群

因功能的不同，口腔颌面部的肌群分为咀嚼肌群和表情肌群，咀嚼肌群较粗大，主要附丽于下颌骨、颧骨周围，位置也较深；而表情肌群则较细小，主要附丽于上颌骨，分布于口腔、鼻、睑裂周围及面部表浅的皮肤下面，与皮肤相连，当肌纤维收缩时，牵引额部、眼睑、口唇和颊部皮肤活动，显露各种表情。

（一）咀嚼肌群

咀嚼肌群主要附着于下颌骨上，司开口、闭口和下颌骨的前伸与侧方运动，可分为闭口和开口两组肌群，此外，还有与前伸及侧方运动有关的翼外肌。其神经支配均来自三叉神经的下颌神经，主管运动。

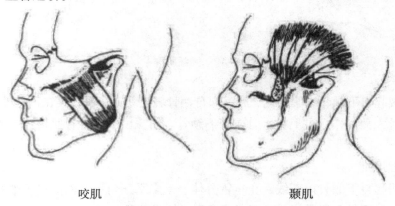

咬肌　　　　　　　　　　　　颞肌

图 2-11　咬肌、颞肌

1. 闭口肌群

闭口肌群又称升颌肌群，主要附着于下颌支上，有咬肌、颞肌、翼内肌、翼外肌。该组肌群发达，收缩力强，其牵引力以向上为主，伴有向前和向内的力量。

（1）咬肌

咬肌起自颧骨和颧弓下缘，止于下颌角和下颌支外侧面，为一块短而厚的肌肉，作用为牵引下颌骨向上前方（图 2-11）。

（2）颞肌

颞肌起自颞骨鳞部的颞窝，经颧弓深面止于下颌支喙突。颞肌是一块扇形肌，强而有力，其作用是牵引下颌骨向上，微向后方（图 2-11）。

（3）翼内肌

翼内肌起自蝶骨翼外板内面和上颌结节，止于下颌角的内侧面，是一块方形而肥厚的肌块，作用为使下颌骨向上，司闭口，并协助翼外肌使下颌骨前伸和向侧方运动。

（4）翼外肌

翼外肌起端有上、下两头，上头起于蝶骨大翼的颞下嵴及其下方的骨面；下头起自翼外板的外侧面，两头分别止于下颌关节盘前缘和髁突前缘。在开口运动时，可牵引下颌骨前伸和侧向运动。

2. 开口肌群

开口肌群又称降颌肌群，主要起于下颌体，止于舌骨，是构成口底的主要肌群。有二腹肌、下颌舌骨肌和颏舌骨肌（图 2-12）。其作用是使下颌骨向下后方运动。

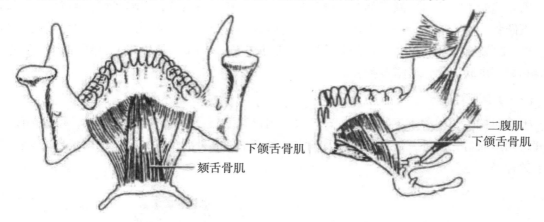

图 2-12　降颌肌群

（1）二腹肌

二腹肌前腹起自下颌骨二腹肌窝，后腹起自颞骨乳突切迹，前后腹在舌骨处形成中间腱，止于舌骨及舌骨大角。作用是上提舌骨或降下颌骨。前腹由下颌舌骨肌神经支配，后腹由面神经支配。

（2）下颌舌骨肌

下颌舌骨肌起自下颌骨内斜线，止于舌骨体。呈扁平三角形，两侧在正中线融合，共同构成肌性口底。作用是上提舌骨和口底，或牵引下颌骨向下。支配神经为下颌舌骨肌神经。

（3）颏舌骨肌

颏舌骨肌起自下颌骨颏棘，止于舌骨体。作用是上提舌骨向前，使下颌骨下降。支配神经为含第 1 颈神经的舌下神经分支。

（二）表情肌群

面部表情肌多薄而短小，收缩力弱，起自骨壁或筋膜浅面，止于皮肤。肌纤维多围绕面部孔裂，如眼、鼻和口腔，排列成环形或放射状。表情肌主要有眼轮匝肌、口轮匝肌、上唇方肌、额肌、笑肌、三角肌和颊肌等（图 2-13）。由于表情肌与皮肤紧密相连，故当外伤或手术切开皮肤和表情肌后，创口常裂开较大，应予逐层缝合，以免形成内陷瘢痕。面部表情肌运动均由面神经支配，若面神经受到损伤，则引起表情肌瘫痪，造成面部畸形。

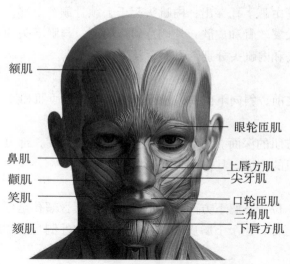

图 2-13　面部表情肌

1. 额肌

额肌位于额部（颅顶前部），起自帽状腱膜，止于眉部皮肤。额肌肌层薄但宽阔，呈四边形。主要表情作用通过提眉、皱额来体现。

2. 眼轮匝肌

眼轮匝肌位于眼眶周围，由眶部、睑部、泪囊部三部分肌纤维组成。眶部肌纤维呈圆弧形，起自上颌骨额突及睑内侧韧带，为眼轮匝肌最外层部分，其作用是牵引眉及额部皮肤。睑部位于睑部皮下，起自睑内侧韧带及邻近骨面，上下睑的肌纤维于外眦部会合，其作用是使眼睑闭合。泪囊部位于泪囊的深面，起自泪后嵴，经泪囊后方与睑部肌纤维结合，作用是使泪囊扩张。

3. 皱眉肌

皱眉肌起自额骨鼻部，止于眉内侧的皮肤，表情作用为通过收缩牵拉眉向内下达到皱眉作用。

4. 鼻肌

鼻肌分鼻背和鼻翼两部分。鼻背部肌纤维起于上颌切牙孔之上，向内上成腱膜，至鼻正中与对侧肌相续。鼻翼部肌纤维起于鼻翼软骨，止于鼻尖皮肤。

5. 口轮匝肌

口轮匝肌位于口裂周围，由环绕口裂的呈扁环形的浅、中、深三层肌纤维组成。浅层为口轮匝肌的固有纤维，肌纤维从唇的一侧行至另一侧，构成口轮匝肌的浅层。中层由来自颊肌、上唇方肌、尖牙肌、三角肌及下唇方肌的部分肌纤维构成。深层由来自颊肌唇部的部分肌纤维构成。口轮匝肌的主要作用为闭唇，还可协助发音、咀嚼。

6. 上唇方肌

上唇方肌有 3 个起始头，即颧头、眶下头、内眦头。其中，颧头位于眼轮匝肌下方或深面，起于颧骨，外侧面为颧颌缝后方，止于口角内侧的上唇皮肤；眶下头在眶下孔上方起自眶下缘，被眼轮匝肌覆盖，行向下内与口轮匝肌交织，止于上唇外侧的皮肤，其深面与尖牙肌之间有眶下神经、血管由眶下孔穿出；内眦头起于上颌骨额突上部，斜向下外，分为内、外两片。内侧片止于鼻大翼软骨和皮肤，外侧片斜行向下，与眶下头和口轮匝肌交织。颧头牵引口角向外上，眶下头和内眦头分别牵引上唇及鼻翼向上。

7. 颧肌

颧肌起于颧颞缝之前，斜向下前内，止于口角，与口轮匝肌相连。

8. 尖牙肌

尖牙肌位于上唇方肌的深面。肌纤维起自上颌骨的尖牙窝，部分向下止于口角皮下。部分肌纤维参与口轮匝肌的构成。其作用为上提口角。

9. 下唇方肌

下唇方肌呈方形，位于下唇下方两侧皮下，起自下颌骨颏孔至颏结节间的外斜线，向上内行，与对侧同名肌汇合，止于下唇皮肤和黏膜。下部和外侧与颈阔肌相连。其作用为降下唇及降口角。

10. 笑肌

笑肌起自腮腺咬肌筋膜，向前、下方越过咬肌，止于口角部皮下。

11. 三角肌

三角肌呈三角形，起于下颌骨的外侧面，止于口角皮肤，部分肌纤维参与口轮匝肌的组成。三角肌在起点处与颈阔肌上部连续。作用为降口角。

12. 颊肌

颊肌为四边形薄肌，位于颊部，占据上颌、下颌之间的间隙，构成颊部。起自上、下颌第三磨牙牙槽突的外面及后方的翼突下颌缝（翼突下颌韧带）的前缘。颊肌纤维向口角汇聚，在口角处中部肌纤维彼此交叉，下部肌纤维向上内与上唇的口轮匝肌连续，上部肌纤维向下内与下唇的口轮匝肌连续，其最上方和最下方肌纤维不交叉，向前内分别进入上、下唇。其作用为牵引口角向后，协助咀嚼和吮吸，并协助口腔的鼓气和排气。

13. 颏肌

颏肌呈圆锥形，位于下唇方肌深面，起自下颌骨侧切牙根平面，下行止于颏部皮下。其作用为上提下唇，外翻下唇。

四、血管

（一）动脉

颌面部血液供应特别丰富，主要来自颈外动脉的分支，有舌动脉、面动脉、上颌动脉和颞浅动脉等（图 2-14）。间和两侧动脉间，均通过末梢血管网而彼此吻合，故伤后出血多。压迫止血时，还必须压迫供应动脉的近心端，才能起到暂时止血的效果。

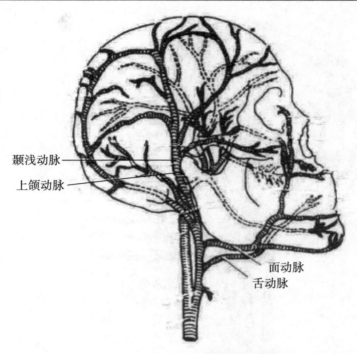

颞浅动脉 —
上颌动脉 —

面动脉
舌动脉

图 2-14 颈外动脉分支

1. 舌动脉

舌动脉自颈外动脉平舌骨大角水平分出，向内上走行，分布于舌、口底和牙龈。

2. 面动脉

面动脉又称颌外动脉，为面部软组织的主要动脉。在舌动脉稍上方，自颈外动脉分出，向内上方走行，绕下颌下腺体及下颌骨下缘，由咬肌前缘向内前方走行，分布于唇、颏、颊和内眦等部。面颊部软组织出血时，可于咬肌前缘、下颌骨下缘压迫此血管止血。

3. 上颌动脉

上颌动脉又称颌内动脉，位置较深。自颈外动脉分出，向内前方走行，经下颌骨髁突颈部内侧至颞下窝，分布于上、下颌骨和咀嚼肌。行颞下颌关节区手术时易伤及该动脉，应特别小心。

4. 颞浅动脉

颞浅动脉为颈外动脉的终末支，在腮腺组织内分出面横动脉，分布于耳前部、颧部和颊部。颞浅动脉分布于额、颞部头皮，在颧弓上方皮下可扪得动脉搏动，可在此压迫动脉止血。颌面部恶性肿瘤进行动脉内灌注化疗药物时，可经此动脉逆行插管进行治疗。

（二）静脉

颌面部静脉系统较复杂且有变异，常分为深、浅两个静脉网。浅静脉网由面前静脉和面后静脉组成；深静脉网主要为翼静脉丛（图 2-15）。面部静脉的特点是静脉瓣较少，当受肌肉收缩或挤压时，易使血液反流。鼻根至两侧口角形成的三角区称为"危险三角区"，颌面部的感染，特别是"危险三角区"的感染，若处理不当，易逆行传入颅内，引起海绵窦血栓性静脉炎等严重颅内并发症。

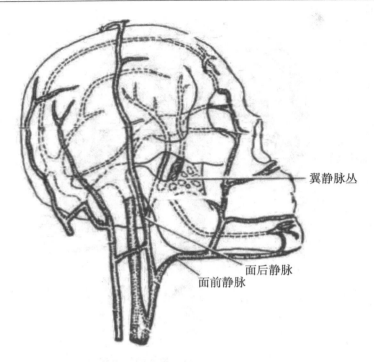

翼静脉丛

面后静脉

面前静脉

图 2-15　颌面部静脉系统

1. 面前静脉

面前静脉起于额静脉和眶上静脉汇成的内眦静脉，沿鼻旁口角外到咬肌前下角，在颊部有面深静脉与翼静脉丛相通；由咬肌前下角向下穿颈深筋膜，越下颌下腺浅面，在下颌角附近与面后静脉前支汇成面总静脉，横过颈外动脉浅面，最后汇入颈内静脉。因此，面前静脉可经内眦静脉和翼静脉丛两个途径通向颅内海绵窦。

2. 面后静脉

面后静脉由颞浅静脉和上颌静脉汇合而成，沿颈外动脉外侧方，向下走行至下颌角平面，分为前、后两支。前支与面前静脉汇成面总静脉；后支与耳后静脉汇成颈外静脉。

3. 翼静脉丛

翼静脉丛位于颞下窝，大部分在翼外肌的浅面，少部分在颞肌和翼内、外肌之间。在行上颌结节麻醉时，有时可穿破翼静脉丛形成血肿。它收纳颌骨、咀嚼肌、鼻内和腮腺等处的静脉血液，经上颌静脉汇入面后静脉。翼静脉丛可通过卵圆孔和破裂孔等与颅内海绵窦相通。

五、淋巴组织

颌面部的淋巴组织分布极其丰富，淋巴管呈网状结构，收纳淋巴液，汇入淋巴结，构成颌面部的重要防御系统。正常情况下，淋巴结小而柔软，不易扪及，当炎症或肿瘤转移时，相应淋巴结就会肿大，可扪及，故有重要的临床意义。

颌面部常见而较重要的淋巴结有腮腺淋巴结、颌上淋巴结、下颌下淋巴结、颏下淋巴结和位于颈部的颈浅和颈深淋巴结（图 2-16）。

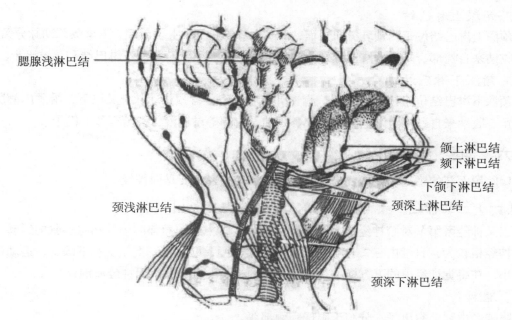

腮腺浅淋巴结

颌上淋巴结
颏下淋巴结

下颌下淋巴结
颈深上淋巴结

颈浅淋巴结

颈深下淋巴结

图 2-16　颌面部淋巴结的分布

（一）腮腺淋巴结

腮腺淋巴结分为浅淋巴结和深淋巴结两组。浅淋巴结位于耳前和腮腺浅面，收纳来自鼻根、眼睑、额颞部、外耳道、耳郭等区域的淋巴液，引流至颈深上淋巴结。深淋巴结位于腮腺深面，收纳结膜、咽鼓管等区域的淋巴液，引流至颈深上淋巴结。

（二）颌上淋巴结

颌上淋巴结位于咬肌前缘、下颌下缘外上方，收纳来自鼻、颊部皮肤和黏膜的淋巴液，引流至下颌下淋巴结。

（三）下颌下淋巴结

下颌下淋巴结位于下颌下三角，介于下颌下腺浅面及下颌骨下缘之间，在面动脉和面前静脉周围。下颌下淋巴结数目较多，收纳来自颊、鼻、上唇、下唇外侧、牙龈、舌前部、上颌骨和下颌骨的淋巴液；同时还收纳颏下淋巴结输出的淋巴液，引流至颈深上淋巴结。

（四）颏下淋巴结

颏下淋巴结位于颏下三角，收纳来自下唇中部、下颌切牙、舌尖和口底前部等处的淋巴液，引流至下颌下淋巴结及颈深上淋巴结。

（五）颈淋巴结

颈淋巴结分为颈浅淋巴结、颈深上淋巴结和颈深下淋巴结。

1. 颈浅淋巴结

颈浅淋巴结位于胸锁乳突肌浅面，沿颈外静脉排列，收纳来自腮腺和耳郭下部的淋巴液，引流至颈深淋巴结。

2. 颈深上淋巴结

颈深上淋巴结位于胸锁乳突肌深面，沿颈内静脉排列，上自颅底，下至颈总动脉分叉处。主要收纳来自枕部、耳后的淋巴液及腮腺等的淋巴液，引流至颈深下淋巴结和颈淋巴干。

3. 颈深下淋巴结

颈深下淋巴结位于锁骨上三角，胸锁乳突肌深面，自颈总动脉分叉以下，沿颈内静脉至静脉角。收纳来自颈深上淋巴结、枕部、颈前及胸部等淋巴液，引流至颈淋巴干。

六、神经

口腔颌面部的感觉神经主要是三叉神经，运动神经主要是面神经。

（一）三叉神经

三叉神经系第 V 对脑神经，为脑神经中最大者，主管颌面部的感觉和咀嚼肌的运动。其感觉神经根较大，自颅内三叉神经半月节分三支出颅，即眼支、上颌支和下颌支；运动神经根较小，在感觉神经根的下方横过神经节与下颌神经混合，故下颌神经属混合神经。

1. 眼神经

眼神经由眶上裂出颅，分布于眼球和额部等。

2. 上颌神经

上颌神经由圆孔出颅，向前越过翼腭窝达眶下裂，再经眶下裂入眶下管，最后出眶下孔分为睑、鼻、唇三个末支，分布于下睑、鼻侧和上唇的皮肤和黏膜。其与口腔颌面部麻醉密切相关的分支如下。

（1）翼腭神经及翼腭神经节

上颌神经在翼腭窝内分出小支进入翼腭神经节，再由此节发出 4 个分支。

鼻腭神经：穿过蝶腭孔进入鼻腔，沿鼻中隔向前下方入切牙管，自口内切牙孔穿出，分布于两侧上颌切牙、尖牙腭侧的黏骨膜和牙龈，并与腭前神经在尖牙区腭侧交叉。

腭前神经：为最大的一个分支，经翼腭管下降出腭大孔，在腭部往前分布于磨牙、前磨牙区的黏骨膜和牙龈，并与鼻腭神经在尖牙区交叉。

腭中神经和腭后神经：经翼腭管下降出腭小孔，分布于软腭和腭扁桃体。

（2）上牙槽神经

上牙槽神经为上颌神经的分支，根据其走行及部位分为上牙槽前、中、后神经。

上牙槽前神经：由眶下神经出眶下管之前发出，沿上颌窦前壁进入牙槽骨，分布于上颌切牙、尖牙、牙槽骨和唇侧牙龈，并与上牙槽中神经和对侧上牙槽前神经交叉。

上牙槽中神经：在上颌神经刚入眶下管处发出，沿上颌窦外侧壁下行，分布于上颌前磨牙、第一磨牙近中颊根及牙槽骨、颊侧牙龈和上颌窦黏膜，并与上牙槽前、后神经交叉。

上牙槽后神经：上颌神经由翼腭窝前行，在近上颌结节后壁处，发出数小支，有的分布于上颌磨牙颊侧黏膜及牙龈；有的进入牙槽孔，在上颌骨体内，沿上颌窦后壁下行，分布于上颌窦黏膜、上颌第三磨牙，并在上颌第一磨牙近中颊根与上牙槽中神经交叉。

3. 下颌神经

下颌神经为颅内三叉神经半月节发出的最大分支，属混合神经，含有感觉和运动神经纤维。下颌神经自卵圆孔出颅后，在颞下窝分为前、后两股。前股较小，除颊神经为感觉神经外，其余均为支配咀嚼肌运动的神经；后股较大，主要为感觉神经，有耳颞神经、下牙槽神经和舌神经。

（1）下牙槽神经

下牙槽神经自下颌神经后股发出，居翼外肌深面，沿蝶下颌韧带与下颌支之间下行，由下颌孔进入下颌管，发出细小分支至同侧下颌全部牙和牙槽骨，并在中线与对侧下牙槽神经相交叉。下牙槽神经在下颌管内，相当于前磨牙区发出分支，出颏孔后称为颏神经，分布于下颌第一前磨牙前面的牙龈、下唇、颏黏膜和皮肤，在下唇和颏部正中与对侧颏神经分支相交叉。

（2）舌神经

舌神经自下颌神经后股发出，在翼内肌与下颌支之间，沿下牙槽神经的前内方下行，在下颌第三磨牙的舌侧下方，进入口底。进入口底向前，分布于舌前2/3、下颌舌侧牙龈和口底黏膜。

（3）颊神经

颊神经为下颌神经前股分支中唯一的感觉神经，经翼外肌两头之间穿出，沿下颌支前缘顺颊肌和咬肌前缘穿过颊脂垫，分布于下颌磨牙颊侧牙龈、颊部的黏膜和皮肤。

以上神经分支在翼下颌间隙内，颊神经位于前外侧，舌神经居中，下牙槽神经居后，了解其分布关系，对下颌阻滞麻醉有一定临床意义。

（二）面神经

面神经为第Ⅶ对脑神经，主要是运动神经，伴有味觉和一般躯体感觉纤维。面神经出茎乳孔后，立即进入腮腺。

面神经主干进入腮腺实质内，分支前的神经主干长度约2 cm，距皮肤2～3 cm。进入腮腺后先分为颞面干和颈面干，颞面干微向上前方走行，分出颞支、颧支和上颊支；颈面干下行，分下颊支、下颌缘支和颈支。各分支之间还形成网状交叉。各分支由腮腺边缘穿出后，紧贴咬肌筋膜的表面，呈扇形分布于面部表情肌。

1. 颞支

颞支有1～2支。出腮腺上缘，紧贴骨膜表面越过颧弓后向上走行，主要分布于额肌。当其受损伤后，额纹消失。

2. 颧支

颧支有2～3支。由腮腺前上缘穿出后，上部分支靠前，沿颧骨向前上走行，分布于眼轮匝肌下部和上唇肌肉；下部分支越过颧弓中点附近，主要分布于眼轮匝肌上部和额肌。当其受损伤后，可出现眼睑不能闭合。

3. 颊支

颊支有3～5支。出腮腺前缘，在腮腺管上下穿出，主要有上、下颊支，分布于颊肌、上唇方肌、笑肌和口轮匝肌等。当其受到损伤后，鼻唇沟消失或平坦，鼓腮时漏气。

4. 下颌缘支

下颌缘支有2～4支，由腮腺前下方穿出，向下前行于颈阔肌与颈深筋膜浅层之间，起初走行于下颌下三角上部，后转向上前跨过下颌下缘，行于三角肌深面。大约80%下颌缘支位于下颌下缘之上，在下颌角处位置较低，仅约20%的下颌缘支在下颌下缘下1cm以内的区域，在下颌下区进行手术时，切口在下颌下缘下1.5～2.0cm，可避免损伤该神经，否则可能出现该侧下唇瘫痪，表现为口角偏斜。

5. 颈支

颈支由腮腺下缘穿出，分布于颈阔肌。该支损伤对功能影响小。

七、唾液腺

口腔颌面部的唾液腺组织由左右对称的三对大唾液腺，即腮腺、下颌下腺和舌下腺（图2-17），以及遍布于唇、颊、腭、舌等处黏膜下的小唾液腺构成，各有导管开口于口腔。

唾液腺分泌液为无色而黏稠的液体，进入口腔内则称为唾液，它有润湿口腔、软化食物的作用。唾液内还含有淀粉酶和溶菌酶，具有消化食物和抑制致病菌活动的作用。

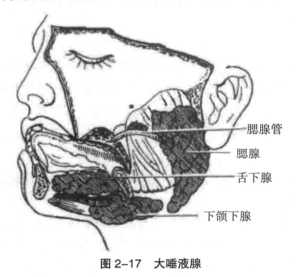

右侧标注：腮腺管、腮腺、舌下腺、下颌下腺

图2-17 大唾液腺

（一）腮腺

腮腺是人体最大的一对唾液腺，其分泌液主要为浆液。腮腺位于两侧耳垂前下方和下颌后窝内，其外形不规则，约呈锥体形。浅面由皮肤及皮下脂肪覆盖；深面与咬肌、下颌支及咽侧壁相邻；后面紧贴胸锁乳突肌、茎突和二腹肌后腹；上极达颧弓，居外耳道和颞下颌关节之间；下极达下颌角下缘。

腮腺实质内有面神经分支穿过，在神经浅面的腮腺组织称腮腺浅叶，位于耳前下方咬肌浅面；在神经深面者称腮腺深叶，经下颌后窝突向咽旁间隙。

腮腺被致密的腮腺咬肌筋膜包裹，并被来自颈深筋膜浅层所形成的腮腺鞘分成许多小叶，筋膜鞘在上方和深面咽旁区多不完整，时有缺如。由于这些解剖学特点，当腮腺感染化脓时，脓肿多分隔，且疼痛较剧烈，切开引流时注意将分隔的脓肿贯通，才能保证引流通畅。脓肿多向筋膜薄弱区——外耳道和咽旁区扩散。

腮腺管在颧弓下一横指处，从腮腺浅叶前缘穿出，贴咬肌前行至咬肌前缘，绕前缘垂直转向内，穿过颊肌，开口正对上颌第二磨牙的颊侧黏膜上。腮腺管粗大，在面部投影标志为耳垂下缘到鼻翼下缘和口角中点连线的中 1/3 段上，在行面颊部手术时，注意不要损伤腮腺管。在行面神经解剖时可先找到此管，以此为参照，以便找到邻近的与之平行的上、下颊支。

（二）下颌下腺

下颌下腺位于下颌下三角内，形似核桃，分泌液主要为浆液，含有少量黏液。下颌下腺深部（延长部），经下颌舌骨肌后缘进入口内。下颌下腺管起自下颌下腺浅部的深面，自下后方向前上方走行，开口于舌系带两旁的舌下肉阜。此导管长且平缓，常有唾液腺结石堵塞而导致下颌下腺炎症。

（三）舌下腺

舌下腺位于口底舌下，为最小的一对大唾液腺。分泌液主要为黏液，含有少量浆液。舌下腺小管甚多，有的直接开口于口底，有的与下颌下腺管相通。由于舌下腺分泌液黏稠，易堵塞舌下腺管，形成无上皮衬里的"潴留性囊肿"，需要摘除舌下腺方可治疗囊肿。

八、颞下颌关节

颞下颌关节为全身唯一的联动关节，具有转动和滑动两种功能，其活动与咀嚼、语言、表情等功能密切相关。颞下颌关节上由颞骨关节窝、关节结节（两者合称颞骨关节面），下由下颌骨髁突以及位于颞骨关节面的关节盘、关节囊和周围的韧带所构成，其解剖结构如图 2-18 所示。

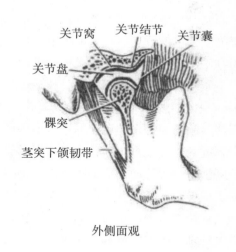

外侧面观　　　　内侧面观

图 2-18　颞下颌关节的结构

第三章 口腔正畸

第一节 口腔正畸基础

一、错殆畸形对人的影响

错殆畸形是指在生长发育过程中，由先天的遗传因素和后天的环境因素导致的牙齿、颌骨、颜面的畸形，如牙齿排列不齐，上下牙弓间的殆关系异常，颌骨大小、形态、位置异常等。这些异常的发生机制是牙量与骨量、牙齿与颌骨、上下牙弓、上下颌骨、颌骨与颜面之间的不协调。错殆畸形概念已远不止是牙齿错位和排列不齐，而是指由牙齿、颌骨、颜面间关系不协调引起的各种畸形。世界卫生组织把错殆畸形定义为"牙面异常"，表明其不但影响外貌，也影响口颌功能。

（一）错殆畸形对牙颌面发育的影响

1. 对牙颌面软硬组织正常发育的影响

在儿童生长发育过程中，错殆畸形将影响牙颌面软硬组织的正常发育。与正常牙颌面比较，安氏Ⅱ类1分类错殆患者牙颌骨的改变呈现出上颌基骨长增加，而下颌基骨长减小，因而，上颌前突、下颌后缩，上下颌骨水平间距明显增大。牙齿的改变表现为上下前牙均唇向倾斜、伸长，因而前牙深覆殆。上下前牙的唇向倾斜基本维持了上下颌骨的水平间距，但明显增加了面突度。唇部软组织的改变与颌基骨相反，上颌基骨长增加而下颌基骨长减小，上唇厚度减小而下唇厚度增加，表现出唇厚度对颌基骨的代偿作用。当上颌前突、下颌后缩时，上唇厚度减小而下唇厚度增加。这种唇部的代偿作用使上颌前突、下颌后缩的患者上唇部不致太突，下唇部不致太凹，因而上下颌软组织有一定程度的协调关系。这种代偿作用不仅表现在形态上，而且在功能上也有体现。形态上，上下唇组织的协调使面部的畸形外观得到一定程度的改善；功能上，上下唇组织的协调使上下唇组织可接触或闭合，从而发挥一系列功能。因此，对安氏Ⅱ类1分类错殆，颌骨改变是引起上下颌骨水平间距增大的主要因素，而上颌前突、上下前牙的唇向倾斜可能是引起面突度增大的主要因素，唇部软组织的变化则对颌骨、牙齿畸形进行了部分代偿。

2. 对颌面部高度的影响

安氏Ⅱ类1分类错殆儿童的颅面形态相较于正常者，表现为下颌体短，引起下颌后缩并造成上下颌骨间的远中关系。其中兼有深覆殆的患者前面高度不足，对上前面高和下前面高均有影响，切牙和磨牙的高度关系也不协调，上下颌磨牙高度都小于正常值。无深覆殆的患者下前面高度增加，下后面高度减小，下颌平面较陡，鼻平面轻度向上前倾斜，上下切牙高度过大。

3. 对牙弓宽度及颜面对称性的影响

无论是正常𬌗还是错𬌗的牙弓宽度，男性都普遍大于女性。安氏Ⅲ类错𬌗的牙弓宽度与正常牙弓相近。安氏Ⅱ类1分类、2分类和双颌前突的牙弓宽度明显小于安氏Ⅲ类错𬌗和正常𬌗，牙弓宽度发育不足，而且该类患者牙弓宽度的性别差异减弱，如双颌前突者除了上下颌第一磨牙处的宽度外，其余宽度性别差异无显著性，可能是张口呼吸、吐舌、吮指等不良习惯造成牙弓宽度发育不足，因而减小了性别差异。上下尖牙宽度整体上在正常𬌗与错𬌗之间没有显著性差异，不存在尖牙宽度发育不足的问题。因此，在临床上不应扩展尖牙宽度，否则超出自然限度必然会引起复发。

对安氏Ⅰ类错𬌗合并双颌前突患者而言，男性上下后部分牙弓宽度较正常窄，女性则除上颌第一磨牙外，其余宽度无改变。安氏Ⅱ类错𬌗后部牙弓发育不足者，其宽度小于正常，下颌宽度基本正常。这可能是由上颌腭侧倾斜的后牙所致，也可能由不良习惯及牙弓基骨本身的窄小所致，所以在临床上一般不扩展下牙弓宽度，而需扩展后牙宽度。对已补偿性后牙腭侧倾斜的用分裂基托扩弓，主要作用为使后牙颊侧倾斜，以利于下颌前移，建立正常磨牙关系，对牙弓已明显窄小的则需采取螺旋开大器等其他扩张方法。

颜面不对称畸形表现为颅面左右两侧标志点相对正中矢状平面的不协调。引起颜面不对称的错𬌗主要包括单侧个别后牙反𬌗、单侧多数后牙反𬌗、单侧多数后牙、前牙反𬌗、单侧个别后牙或多数后牙的正锁𬌗。颜面不对称畸形的发生部位以面下1/3和牙弓最为明显，主要表现为上颌基骨宽度和上牙弓宽度不足，而下颌骨和下牙弓基本正常。上下牙弓的宽度不协调，容易出现牙尖干扰，妨碍正常咬合关系，并引发和加重下颌偏斜。

4. 对牙齿的影响

错𬌗畸形不但影响上下颌骨间关系，而且影响牙齿的发育。如上颌中切牙间发生多生牙的患者，其上颌中切牙近远中径明显狭窄。对各类错𬌗畸形进行 Bolton 指数分析比较表明，前牙比、后牙比、全牙比均呈现安氏Ⅲ类＞安氏Ⅰ类＞安氏Ⅱ类。这表明上下牙量不调是造成安氏Ⅲ类错𬌗和安氏Ⅱ类错𬌗的一个不可忽视的因素。因此，在正畸诊断、矫治设计及预后估计时，上下牙量的比率分析有重要意义，应该作为诊断记录中不可缺少的部分，如安氏Ⅲ类错𬌗，当下牙量明显大于上牙量时，即使牙槽弓间隙足以容纳各个牙齿，无牙量、骨量不调，也须通过减径或减数来建立最后尖窝交错的咬合，这也从侧面说明了临床有时对安氏Ⅲ类和安氏Ⅱ类错𬌗采取单颌拔牙是可取的。只有重视上下颌牙量关系，及早诊断，设计时充分考虑，才能又快又好地达到矫治目标。

5. 露龈笑

在人际交往中，微笑是一个人表达感情的重要方式。和谐、自然、怡人的微笑能给人留下美好的印象。有些人在微笑时会暴露较多的上颌前牙以上的牙龈，这一形态特征被称为"露龈笑"，是牙龈微笑线位置偏高的结果。造成露龈笑的原因与上颌牙槽突过度发育或上颌垂直向过度发育，前牙深覆𬌗、深覆盖有关，同时，微笑时肌肉上提形成的鼻后皱襞也与露龈笑的形成有关。

随着年龄增加，皮肤弹性减弱，口周软组织下垂，露龈笑会减轻。因此，正畸医师在临床工作中应注意不断提高矫治的美学标准，给患者带来一个和谐的微笑。在患者就诊时应仔细检查其微笑特征，注意其口面肌肉的功能状况，并由正位或侧位面相来评估静止状况下唇的紧张度、位置及形态。

（二）错𬌗畸形对口腔健康和功能的影响

错𬌗的牙齿拥挤、错位，可导致患者不易自洁而好发龋病及牙周炎症，同时常因牙齿错位而造成牙周损害。严重的错𬌗畸形可以影响口腔正常功能，如前牙开𬌗可造成发音异常；后牙锁𬌗可影响咀嚼功能；严重下颌前突则造成吞咽异常；严重下颌后缩则影响正常呼吸。严重的错𬌗畸形可影响口颌系统的功能，如前牙或后牙的开𬌗等可降低咀嚼效能。经研究，安氏Ⅲ类骨性畸形的咀嚼效能相比正常𬌗减小 40%。错𬌗畸形可造成舌的位置异常，在吞咽活动各期改变了舌与牙的位置关系，而使吞咽功能异常。在前牙开𬌗、下颌前突时可影响发音，主要表现为有发音异常的辅音频率下限下移、频率分布范围变宽、低频成分增加。如出现𬌗干扰，早接触时，下颌开闭口、前伸、侧方运动的限度及轨迹均会出现异常，将进一步影响下颌关节的功能和出现器质性病变。

二、建立良好𬌗关系的方法

错𬌗畸形的矫治标准是达到理想正常𬌗或个别正常𬌗，确立良好的𬌗关系是其中重要的组成部分，也是正畸医师在矫治过程中始终追求的目标。𬌗关系的改善依赖于颌位的调整和牙位的调整，两者若能有效地结合，将促进良好𬌗关系的建立。而实现颌位和牙位的调整依赖于三大要素，即矫治方案的确定、矫治器以及矫治力系统的选择、控制牙移动的能力。

（一）矫治方案的确定

在对错𬌗畸形进行正确诊断的基础上，还应该了解以下几个问题。

1. 能否进行颌位的调整

颌位的调整可以有效地改善𬌗关系，减小牙齿移动的范围，简化治疗方案，在𬌗关系的调整中起到事半功倍的作用。颌位调整的程度不同直接左右着矫治方案的确定，如是否拔牙以及拔牙位的选择。颌位的调整依赖于颌骨生长的能力、矫治器的选择以及患者是否合作。

（1）颌骨生长的能力

颌骨生长能力与颌位的调整密切相关，这需要正畸医师根据患者的遗传病史以及骨龄、牙龄、牙𬌗关系、身高、性别等生长发育指标来评估患者的颌骨生长能力。处于生长期的Ⅱ类错𬌗，下颌的自然生长将有助于颌位的调整；而Ⅲ类病例中下颌的自然生长不利于颌位的调整。

（2）矫治器的选择

仅凭颌骨的自然生长能力往往不足以改善颌位，矫治器对颌骨的生长可以起到引导、促进或抑制的作用，甚至可以开发颌骨生长的潜能。使用何种矫治器将在后文中详细说明。

（3）患者是否合作

绝大多数调节颌骨生长的矫治器均为可摘矫治器，因此患者的主观能动性将是矫治是否成功的必备条件。

2. 拔牙矫治还是非拔牙矫治

拔牙矫治中的拔牙间隙除了用来解除拥挤、减小前牙突度外，对后牙𬌗关系的改善也是不容忽视的。正畸医师可利用拔牙间隙，通过牙的移位来建立尖牙；双尖牙和磨牙的尖窝嵌合关系，也为正畸医师提供了多种形式的拔牙选择。

拔牙矫治中，利用牙齿的移动来改善骀关系无疑是主要手段，但在判断具体拔除哪一颗牙时，要考虑到生长因素。例如一个安氏Ⅲ类错骀的病例，上颌减数第一前磨牙一般无疑问，但下颌减数第一还是第二前磨牙，还要考虑下牙拥挤度、下切牙唇向倾斜度、下牙弓骀曲线曲度、骨垂直生长型等情况，下颌骨自然生长所产生的颌位调整作用不容忽视。因此，在下颌骨自然生长潜力仍存在的情况下，下颌减数第一前磨牙的可能性要大。

在非拔牙矫治（不包括智齿）中，牙齿的移动范围相对有限（散在间隙者除外），骀关系的改善更多依赖于颌位的调整。但颌位调整疗效的不确定性，使正畸医师感到不拔牙矫治中骀关系的改善要难于拔牙矫治。近年来，随着矫治思想的多样化，矫治材料性能的提高和矫治力系统的丰富，非拔牙矫治中牙齿移动的空间得到扩展。例如亚历山大（Alexander）矫治技术中，通过矫形力的作用，使上牙弓整体后移；下颌第一磨牙使用 $-6°$ 轴倾度的托槽、下切牙使用 $-5°$ 转矩的托槽，在初始弓丝即为较大尺寸的方丝（麻花方丝）的情况下，下颌第一磨牙牙冠向远中倾斜，下切牙牙根向唇侧移动，为下牙列排齐提供了额外间隙。

（二）矫治器以及矫治力系统的选择

1. 颌位的调整

颌骨具有自然的生长能力是颌位得以调整的先决条件，这对Ⅱ类错骀尤为重要。换句话说，替牙期是颌位调整得以实现的关键阶段。通过以下几种矫治器、矫治方法或其中的组合可以进行颌位的调整。

（1）功能性矫治器

功能性矫治器的矫治原理是使下颌在一个新位置建骀，即改变髁突位置，寄希望于口周肌群在此新位置上重新建立动力平衡，达到颌位调整的目的。具体来说，对于以下颌后缩为主的Ⅱ类错骀，通过咬合重建，使髁状突前移到关节窝中央甚至更靠前些，并保持此位置，以期后牙建骀，口周肌群重新建立动力平衡，达到促进下颌发育的目的。针对非骨性因素所致Ⅲ类错骀，通过咬合重建使下颌位置后移，使髁状突位于关节窝中央，并保持此位置，再适当调整上切牙的前后向位置，以期后牙建骀，恢复咀嚼功能。功能性矫治器在主动性地改善下颌位置方面无疑优于其他矫治器和矫治方法，但单一的功能性矫治器在三维方向上控制牙弓，牙齿的能力有限，尤其是矢状向和垂直向，因此其适应证较局限。此外，患者对颌位调整后的适应能力的差异，也决定了其疗效的不确定性。

（2）功能性矫治器 + 口外力

在以下颌后缩为主的Ⅱ类错骀矫治中，肌激动器（Activator）结合口外弓高位牵引，在改变下颌位的同时，利用口外的机械力主动地抑制上牙弓、上颌骨向前发育，并在垂直向控制上下牙弓的高度，这种使下颌骨产生逆时针旋转的力无疑为高角型Ⅱ类错骀病例提供了一条改善颌位、控制垂直向高度的途径，但会造成下切牙唇倾。

（3）固定矫治器 + 口外力

在Ⅱ类错骀矫治中，Alexander矫治技术通常为上牙先粘接托槽和磨牙带环，在常规整平和排齐后，在弓丝位于上颌第一磨牙带环颊面管近中 1 ～ 2 mm 处做 Ω 曲，将上颌第一磨牙

带环牵引钩与 Ω 曲结扎紧，使上牙弓成为一个紧密的整体，口外弓施以向后的矫形力，通过上颌第一磨牙传递到上牙弓的每一颗牙上，使整个上牙弓向远中移动，从而达到抑制上颌向前发育的目的。同时，上牙弓远中移动的趋势，将改变固有的后牙𬌗关系，患者在功能运动中为寻找原来的咬合关系，下颌会反应性地向前移位，从而达到颌位的调整，并间接促进了下颌的发育。正畸医师认为对一个处于生长旺盛期的病例，在患者良好合作的基础上，使用这一技术可以将上牙槽座点、鼻根点与下牙槽座点构成的角（ANB 角）减小一半。

这种固定矫治器与口外力的组合同样可以用于Ⅲ类错𬌗的颌位的调整。对上颌发育不足、上牙弓狭窄的病例，首先通过快速腭开展，打开腭中缝，在矫正上牙弓宽度的同时，配合口外的前方牵引，将促进上颌向前发育。

Alexander 矫治技术所提倡的上牙弓整体结扎的方法同样可用于Ⅲ类𬌗关系的颌位调整中。将上牙弓结扎成为一整体，通过上颌弓丝尖牙处的牵引钩与口外的前方牵引装置相连，并进行前牵引。这一组合有两个特点：①整个上牙弓作为一个整体前移，改善了𬌗关系。②在上颌方丝的切牙部分做根唇向转矩，可以最大限度地防止上切牙在前方牵引过程中唇向倾斜。固定矫治器对牙弓三维方向的控制是功能性矫治器所无法相比的。此外，在下颌位置调整中由于没有作用于下切牙的力，因此下切牙不会发生应用功能性矫治器矫治时的唇向倾斜。固定矫治器并未进行𬌗重建，因此下颌位置的改变与功能性矫治器相比缺少主动性。

（4）固定矫治器 + 颌间牵引

在牙弓整体性结扎基础上，利用颌间牵引来改善颌位，这是固定矫治技术中颌位调整的最主要手段。考虑到Ⅱ、Ⅲ类颌间牵引可能对磨牙垂直向造成不利的影响，因此有必要通过以下措施来增加磨牙垂直向的支抗：①在较大尺寸的完成弓丝（方丝）上进行颌间牵引。②第二磨牙粘带环，融入治疗中。③横腭弓。④口外弓高位牵引。

2. 牙位的调整

牙位的调整大多需要固定矫治器产生的机械力来完成，这包括弓丝和橡皮圈的弹力等。

（1）拔牙矫治

任何固定矫治器（或活动矫治器）均可顺利完成关闭拔牙间隙的牙齿移动，此时牙位调整的关键不在于采用何种形式的矫治器或矫治技术，而是拔牙间隙由谁占用及占用量的大小，也就是矫治中的支抗。正畸治疗的过程就是如何保护支抗和消耗支抗的过程。

在方丝弓、直丝弓矫治技术中，使用口外力可以最大限度地保持上磨牙支抗，为Ⅱ类𬌗关系的改善打下坚实的基础。Alexander 矫治技术中，在上牙弓整体性结扎的基础上使用口外力，不但可以远中推动上牙弓，抑制上颌发育，而且在远中移动上尖牙和内收上切牙的过程中，能较好地保护上磨牙支抗，结合口内的 Nance 弓或横腭弓，是保护上颌支抗极其有效的选择。保护或消耗支抗不仅限于颌内的力量，还可以借助于颌间的力量。例如Ⅱ类牵引可以保护上磨牙支抗，同时消耗下磨牙支抗，使下磨牙发生近中移动，达到改善磨牙关系的目的。

（2）不拔牙矫治

牙弓内由于没有间隙（散在间隙的病例除外），牙齿移动受限，通过牙位调整来改善𬌗关系相对较难，此时应遵循改善𬌗关系的三原则：①迅速有效地整平牙弓，为颌位调整创造条件。②充分利用磨牙后区的间隙（有时需拔除智齿）。③适时的颌间牵引是通过牙位调整使牙齿与颌骨产生相对的矫正作用。

Alexander 矫治技术思想在Ⅱ类错𬌗的不拔牙矫治中有其独特的优势，主要体现在以下方面。

在上牙弓整体性结扎基础上，使用口外矫形力，可以抑制上颌发育，推上牙弓向后。下颌第一磨牙使用 −6° 轴倾度，下切牙使用 −5° 转矩的托槽及初始弓丝［即 0.017×0.025 英寸 [①] 麻花方丝（0.018 英寸托槽系统）］，在排齐整平中即可使下颌第一磨牙牙冠向远中倾斜，下切牙牙根唇向移动，为下牙弓提供了额外间隙；同时保证了下切牙在排齐整平过程中，尽可能直立于下牙槽基骨上或不过分唇向倾斜，为Ⅱ类牵引调整颌位创造条件。

在不拔牙矫治中，增加相邻牙齿托槽之间的间隙，保证托槽间弓丝有相对充足的长度，使弓丝的效能充分发挥显得尤为重要。Alexander 矫治器特有的尖牙托槽（Lang 氏托槽）、双尖牙托槽（Lewis 托槽）均为单翼托槽，因此相邻牙托槽之间的间隙比常用的双翼托槽要大，在整平牙弓过程中，弓丝的效能发挥余地较大，并减小了整平过程中一颗牙的移动对邻牙的影响，从而可以迅速有效地整平牙弓，为Ⅱ类牵引改善颌位创造条件。

多曲方丝弓矫治技术（MEAW 技术）在对Ⅲ类错𬌗的不拔牙矫治，尤其是轻度骨性Ⅲ类有开𬌗或开𬌗倾向的非手术矫治病例的𬌗关系改善方面有独特的功效，体现为以下几个方面。

MEAW 技术是一个持续性轻力的矫治力系统，靴形曲的存在保证了相邻牙托槽间有充足的弓丝长度，因此可以在同一时间内完成每颗牙所需的三维方向的移动，而且每颗牙的移动对其邻牙的影响相对较小，这就保证了不拔牙矫治中牙弓中的每颗牙在有限的空间内移动时更迅速。

在对下颌多曲弓丝的每个靴形曲依次做 3° 左右的后倾弯后，通过Ⅲ类牵引的作用可以远中竖直下尖牙、双尖牙和磨牙，为现有牙弓提供间隙，从而为下切牙的舌向移动创造了条件，同时Ⅲ类牵引又使上牙弓近中移动，达到了改善Ⅲ类𬌗关系的目的。

多曲弓丝的这一独特作用同样可以运用到Ⅱ类𬌗关系的矫治中，具体表现为：①对上颌多曲弓丝的每个靴形曲依次做 3° 左右的后倾弯，通过Ⅱ类牵引的作用可以远中竖直上尖牙、双尖牙和磨牙，为上牙弓提供间隙，从而为上切牙的舌向移动创造条件。②对下颌多曲弓丝的每个靴形曲依次做 3° 左右的后倾弯，在Ⅱ类牵引和轻力的前牙垂直牵引作用下，整平下牙弓。③Ⅱ类牵引使下牙近中移动，从而达到改善Ⅱ类𬌗关系的目的。

三、矫治中和矫治后口腔颌面部的变化

口腔正畸矫治对口腔颌面部的影响是较大的，也是比较复杂的。现以安氏Ⅱ类错𬌗为例，说明各类变化。

（一）安氏Ⅱ类 2 分类错𬌗畸形矫治后的改变

安氏Ⅱ类 2 分类错𬌗是一组以前牙深覆𬌗，上前牙舌倾、闭锁𬌗，矢状不调为主要特征的错𬌗畸形。一般多采用不拔牙矫治，使闭锁𬌗的前牙唇向移动，做Ⅱ类牵引，同时矫正前牙深覆𬌗。

---

① 1 英寸 ≈ 25.4 毫米。

1. 牙颌硬组织结构的改变

（1）牙齿的改变

舌倾的上前牙得以矫正，UI-NA 距离增加，UI-NA 角增加，UI-SN 值增大，矫治后接近正常范围，而 UIA-PP 的距离有所增加，表明切牙的移动主要为唇向倾斜，旋转中心仍有一定的伸长，上后牙牙槽骨高度增加。

下前牙唇向移动明显，LI-NB、LI-MP 值增大，下前牙的旋转中心、高度基本维持不变，而下后牙牙槽骨高度有明显增加。深覆𬌗改善的机制来源于上下前牙唇倾的针摆效应和上下后牙一定程度的升高。由于矫治后上下前牙的唇倾角增加，牙齿以牙根旋转中心唇向旋转，使深覆𬌗改善，而旋转中心没有绝对压低。Ⅱ类牵引、上颌平导的应用，后牙牙槽骨高度尤其是下后牙高度的增加也是深覆𬌗改善的原因。

（2）颌骨的改变

矫治后 SNA 值维持基本不变，ANB 减小，SNB 增大，下颌位置前移，下颌第一恒磨牙的位置前移。上下颌与前颅底建立协调关系，阻断了异常的生长倾向。上下后牙槽骨高度增加，下颌平面角、下颌角矫治前后变化不大，而前后面高度略有增加。正畸治疗解除了患者下牙槽向前生长的抑制，阻断了下颌向前、向上的异常生长倾向。

2. 软组织的改变

侧貌下颌后缩得到改善，下唇基角增加，下唇到上唇凸点至软组织颏前点的连线（Holdaway 线）的距离增加。矫治后侧貌的改善与下颌位置的前调有直接的关系，虽然上前牙唇倾改变非常明显，但上唇倾角、鼻唇角等的变化并不明显，一方面由于软组织随硬组织改变不是一比一的关系，另一方面安氏Ⅱ类 2 分类错𬌗患者软组织唇形的代偿较好，错𬌗畸形的严重程度并不决定软组织唇形的异常。

（二）安氏Ⅱ类 1 分类错𬌗畸矫治后的改变

对安氏Ⅱ类 1 分类错𬌗，采用常规的固定矫治器减数治疗，可限制上颌向前的发育，使 SNA 角减小。上切牙与上颌平面的交角 UI-PP 角减小，上切牙缘距 UI-FHV 也明显减小。SNB 角无明显改变，下切牙突度无明显改变。即该治疗对下颌位置及下牙弓突度的作用不明显，拔牙间隙可能主要用于解除拥挤、整平下颌牙列的纵曲线（spee）曲度及调整磨牙关系。反映上下颌骨矢状关系的 ANB 角没有明显减小，该组病例Ⅱ类𬌗关系的改善主要依靠牙代偿。

注意：上文中 UI 表示上颌中切牙点，N 表示鼻根点，A 表示上牙槽座点，SN 表示前颅底平面，PP 表示腭平面，LI 表示下颌切牙点，B 表示下牙槽座点，MP 表示下颌平面，FH 表示眶耳平面。

第二节　早期矫治

一、口腔不良习惯的纠正

口腔不良习惯是发生于口腔的、不正常的、对患者𬌗颌面生长发育有害的行为习惯。因为口腔不良习惯破坏了口腔环境的平衡状态，会引起殆颌面的畸形。并不是所有的口腔不良习惯均会造成牙殆畸形，这取决于口腔不良行为的特点、持续的时间、发生的频率等。长期的口腔不良习惯不仅能引起错殆，而且会影响口颌系统的正常功能。

由于口腔不良习惯的行为形式与作用部位不同，造成的错殆表现也有所不同。如吮指习惯可造成局部开殆，舌习惯可造成较大范围的开殆与面高增大，口呼吸患者会造成上颌前突、上牙弓狭窄。

口腔不良习惯多数发生在儿童期，也有少数在年龄较大时产生。大多数不良习惯属于无意识的行为，仅有少数是有意识行为。在治疗上有意识的习惯比较容易纠正，无意识的习惯较难治疗。值得注意的是，凡由疾病或解剖等因素引起的口腔不良习惯，均需要专科医师治愈有关的疾病或解剖障碍后，才能得到纠正。

（一）舌习惯

舌在维持口腔肌肉的功能平衡中起着重要的作用。在儿童生长发育期内由各种原因引起的舌运动与姿势的异常，均会对牙齿和颌骨的形态造成影响。引起舌姿势与活动异常的病因较多，如舌体过大、舌系带过短、腭扁桃体肥大或先天愚型；还有一些局部因素，如替牙或龋齿等。另外，舌习惯还可继发于其他口腔不良习惯，如吮指、口呼吸等。异常的舌活动有伸舌、吐舌、舔舌等。

1. 临床检查

对于存在开殆或者上下切牙夹角显著减小的患者，都应检查舌的功能及姿势。检查中应首先排除其他相关疾病，如腭扁桃体增生、舌体肥大或舌系带过短，并先进行专科治疗。检查时，让患者自然闭唇，轻轻拉起口角，可发现舌体位于开殆区域的上、下牙殆面之上。存在伸舌的患者在检查中可发现下前牙散开、前牙反殆。吐舌吞咽的检查可以通过触摸双侧颞肌部位来判断颞肌在吞咽时是否存在收缩，吐舌吞咽的患者在吞咽时无颞肌收缩。

2. 矫治方法

对于吐舌相关的患者，在临床检查后，应针对病因选择治疗方法。对于存在腭扁桃体增生、舌体肥大及舌系带过短者，应先行手术治疗，再配合矫治器治疗，常用的矫治器有如下几种。

（1）固定舌刺

可用 0.7 mm 的不锈钢丝弯成倒 "U" 形，磨尖钢丝末端。每个 "U" 形钢丝粘于两颗切牙上，或焊于前牙带环的舌面上或用复合树脂粘于上、下切牙的舌面。舌刺的长度 6 ~ 7 mm。为了防止舌从舌刺的上方或下方伸出，舌刺需指向不同的高度。在临床上为了粘接方便，常把两个 "U" 形钢丝重叠一半焊于一起，并在未重叠的部分焊网。为预防舌刺在睡眠时脱落而被吞咽，常把舌刺结扎于牙齿或唇弓上。舌刺戴用的最佳时间为 7 ~ 12 岁，戴用时间一般在 4 个月以上。患者戴用舌刺后，应向患者讲明，戴舌刺并不是惩罚性的，而是帮助患者纠正不良的舌习惯，保持舌在姿势或功能运动中的正确位置。

（2）腭珠

腭珠矫治器通过磨牙带环固定于口腔中，以 1.2 mm 的不锈钢丝弯成腭杆后，中部穿过塑料制成的可转动的小轮，两端焊于带环的舌刺上。腭珠的戴入可诱导舌转动，从而达到舌功能的训练目的，且腭珠比舌刺更容易被患者接受。

（3）带舌刺的活动矫治器

舌刺也可附于活动矫治器上，埋于上颌活动矫治器腭侧基托的前缘，矫治器固位一般用磨牙上的箭头卡。活动舌刺矫治器需要患者很好的配合，只能在进食及刷牙时取下，否则效果不好。患者适应该矫治器需要较长时间。

（4）带舌栅的活动矫治器

这种矫治器并不像前几种矫治器对舌肌有训练作用，其主要作用是限制舌对牙齿施加过大压力。舌栅埋于上颌活动矫治器前端，用 0.9 ~ 1.0 mm 的钢丝制作。由于舌体位于舌栅上，对矫治器产生的向前的力量容易引起上颌支抗磨牙的前移。因此，戴用舌栅的患者在晚间应加戴口外弓头帽，以增加支抗。圆管焊在箭头卡的水平臂上。

（二）吮指习惯

几乎所有的儿童在婴儿期均有吮吸手指的习惯（吮拇指较多见），但一般持续的时间不长。随着年龄的增长，儿童逐渐被外界其他事情所吸引而放弃了吮指的习惯，不会引起错𬌗畸形的发生。如果吮指习惯一直延续至 3 岁以后，并对牙颌的发育产生不良影响，导致错𬌗畸形的发生，则被认为是口腔不良习惯，需进行治疗。

1. 临床特点及预防

吮指习惯是一些复杂的心理因素所引起的无意识行为。在治疗中应注意患儿心理健康的维护，切勿吓唬患儿。不是所有吮指习惯均会对牙颌的发育产生不良影响，其因不良习惯持续的时间、发生的频率和强度而异。同时，吮指习惯对牙颌的生长发育的影响随着吮指的手指、部位、姿势的不同而异。手指的压迫可引起开𬌗；吮吸时颊肌的收缩压力会造成牙弓的狭窄；手指位置较高、较深会引起硬腭的高拱、上颌的前突、上切牙唇倾等。研究表明，较长期吸吮橡胶奶头对儿童颌面生长发育潜在的影响较小，为防止吮指习惯的产生，专家建议从婴儿出生的第一日开始即使用橡胶奶头，并大力提倡母乳喂养，满足婴儿对安全感的需求。

2. 矫治方法

有吮指习惯的患儿不一定会出现明显的牙颌畸形，尤其是对某些类型的错𬌗患者。如Ⅱ类及Ⅲ类的前牙反𬌗患者，吮指可能还会带来益处。即使因吮指引起了明显的牙颌畸形，也不必害怕，因为畸形往往只是牙列的畸形，对颌骨影响不大，长大后易于矫治。只有当吮指造成上前牙的过度唇倾或因受压而产生牙周组织损伤时，才需要即刻纠正。传统的矫正吮指习惯的方法有幼儿睡觉时戴厚手套或把睡衣袖子别在裤子上，以及给幼儿手指上抹些带苦味的东西，但效果很小或基本无效。当幼儿的吮指习惯对牙颌不良影响较重时，需要用矫治器进行治疗，一般在 4 ~ 6 岁时进行矫治，矫治器戴用 4 ~ 6 个月才有效。一般在不良习惯纠正后仍需戴用 3 ~ 4 个月矫治器。常用的不良吮指习惯的矫治器有以下几种。

（1）带舌刺的矫治器

在上颌活动矫治器的前部埋 4 ~ 6 根舌刺，上颌第一恒磨牙卡环焊上圆管，让患儿在晚上佩戴头帽口外弓，既可后推上磨牙，又可以避免患儿睡觉时摘下矫治器。

（2）前庭盾

矫治吮指习惯使用的前庭盾有两种，一种前庭盾是在前部加上平面导板，适合于深覆𬌗或有Ⅱ类错𬌗趋势的吮指习惯者；另一种在前部带舌栅，适用于有开𬌗或Ⅲ类趋势的患者。前庭盾除晚上戴用外，最好白天也能戴用一段时间。

（三）唇习惯

1. 唇习惯的特点

不良唇习惯包括咬下唇、吮吸下唇和吮吸上唇等，较常见的是吮吸下唇习惯。不良唇习惯会破坏牙弓内外肌肉的平衡。咬下唇与吮吸下唇习惯增加了下颌牙弓外部的力量，抑制下颌的向前生长，增加上颌牙弓向外的力量，长期作用可以使上颌前突，造成上、下颌间关系的异常。同时，由于错𬌗的发生会破坏正常的唇齿关系，可引起上唇过短、开唇露齿、上切牙覆盖下唇等。由唇习惯造成的错𬌗畸形常表现为不同程度的深覆盖，上下中切牙夹角变小。临床检查时，长期有吮唇或咬唇习惯的患者可在唇部皮肤上看到明显的印记。在不良唇习惯造成的错𬌗畸形的矫治中，唇功能的训练与调整是十分重要的。

2. 矫治方法

不良唇习惯的矫治包括诱导心理治疗，对于效果不好且造成错𬌗的患者需要矫治器矫治，以下介绍几种常用的纠正唇习惯的矫治器。

（1）焊唇挡丝的活动矫治器

可在上颌活动矫治器的唇弓上焊两根唇挡丝支开下唇。制作时应避免唇挡丝压迫下切牙或牙龈。这种矫治器只有纠正不良唇习惯的作用，而没有唇肌功能训练的作用。

（2）唇挡

唇挡是一种矫治不良唇习惯常用的矫治器，可安置在活动矫治器上，也可与固定矫治器联合使用。与固定矫治器联合使用时连接唇挡的钢丝末端插入带环圆管中。唇挡大致分为两类，一类为自凝树脂制作的唇挡，内埋 1.0 mm 的钢丝；另一类直接用 1.0 ~ 1.2 mm 的钢丝在口内制作前部套以胶管，末端在带环圆管前弯制"U"形曲。这种唇弓便于调整。依唇挡的位置不同，又分为高位唇挡、中位唇挡及低位唇挡三种。

高位唇挡：唇挡与下切牙切缘平齐，由于下唇把唇挡向上推，会对下颌磨牙产生直立的作用。

中位唇挡：唇挡位于下切牙的唇面与下唇之间，由于支开了下唇，可使下切牙唇向移动，也可使磨牙向远中移动。这种唇挡最适合纠正咬下唇不良习惯。

低位唇挡：唇挡位于下切牙牙根唇面，由于不能支开下唇，所以只有后推磨牙的作用。

在使用唇挡时，应注意使唇挡离开下切牙唇面 2 ~ 3 mm，不要压迫切牙或牙龈组织。同时，对于Ⅲ类错𬌗的患者不能使用下唇挡，否则会由于牙弓内外肌肉力量平衡的改变而使Ⅲ类错𬌗加重。

（3）开窗前庭盾

对于有不良唇习惯者，还可使用开窗前庭盾。这种矫治器比前庭盾更易于让患者接受，适合全天戴用，不仅可纠正不良唇习惯和吮指习惯，而且可对唇肌功能进行训练。如果前庭盾在下颌前移位置上制作，还可矫正由不良唇习惯造成的颌间关系不调。该矫治器用树脂做成，为增加其强度，可在基托内埋以钢丝，戴用初期应注意进行基托的缓冲，调磨压痛点。

（四）口呼吸习惯

口呼吸可引起头、颌骨、舌位置及姿势的改变，破坏口腔环境原有的平衡状态，最终会影响颌骨与牙齿的位置，导致错𬌗畸形的发生。人在正常情况下是以鼻呼吸的，只是在某些状态下，口腔才辅助呼吸，在运动中如通气量在 35 ~ 49 L/min 时，部分辅以口呼吸，当通气量在 60 ~ 80 L/min 时，口腔参与一半的呼吸。当安静状态下，鼻炎、鼻窦炎、鼻甲肥大、鼻中隔偏曲、腺样体增生、腭扁桃体肥大等各种因素造成气道不畅时，会使患者口腔呼吸部分或全部取代鼻呼吸，此时就会产生呼吸紊乱。

1. 临床特点

口呼吸能造成多个器官功能的失调，所以由它引起的错𬌗机制也较复杂。

由于气道阻塞、鼻呼吸不畅，影响了鼻的正常发育，从外观可见鼻根内陷、鼻翼萎缩、鼻底向下发育不足、硬腭不能下降，使患者形成腭盖高拱。

由于张口呼吸，失去了唇的封闭作用，造成上颌前突、上切牙唇倾、上唇缩短和外翻。同时，上颌牙弓失去舌的支持而出现上牙弓狭窄、降颌肌群功能增强，使下颌向后下旋转。口呼吸患者常表现出长面形、颏后缩。临床检查时应注意鼻部和气道，可用棉花纤维或双面镜来观察是否存在口呼吸。

2. 矫治方法

对于存在口呼吸的患者，首先应该消除诱发口呼吸的病因，与耳鼻喉科医师合作，消除引起气道障碍的慢性炎症与增生。只有彻底消除病因，才能纠正口呼吸习惯，彻底矫正口呼吸不良习惯所造成的错𬌗畸形。

（1）快速扩弓

该矫治方法采用快速扩弓矫治器，对口呼吸患者的治疗见效较快，一般需要 3 个月时间，口呼吸习惯也能得到矫正。后牙横向关系正常的患者，虽然经过快速扩弓矫治，后牙将出现不利改变，但去除扩弓矫治器后，𬌗关系可随着复发而恢复正常，而口呼吸的矫治效果却不变。

（2）前庭盾

在口呼吸不良习惯的纠正中，前庭盾较为常用。此处使用的前庭盾，类似于功能矫治器，该矫治器不施力，前部不与牙齿接触，边缘延展至前庭沟底，应在前牙对刃的基础上咬颌蜡并制作。前庭盾具有一定厚度，一般为 2.0 ~ 2.5 mm。初戴时，盾前部可磨出几个小孔，随着治疗的进展，逐渐以自凝塑胶封闭这些小孔。戴此矫治器时，还可进行唇肌功能的训练，同时，还有引导下颌向前的作用。总之，前庭盾可使口周正常的肌肉力量平衡，从而达到矫治口呼吸不良习惯的目的。

二、牙弓关系不调的矫治

在乳牙𬌗与替牙𬌗时期，一些影响患者𬌗功能和颅面正常生长发育的错𬌗，需要进行治疗。

（一）前牙反𬌗

在乳牙期与替牙期常可见前牙反𬌗的存在，牙源性者较多见，也有由于前牙错𬌗阶段所致的𬌗干扰而造成下颌功能性前伸者，如不及时矫治并引导下颌的正常生长发育，则易形成骨性Ⅲ类错𬌗。

1. 调𬌗法

一些患者由于正中𬌗位时的早接触、𬌗干扰（最常见的是乳尖牙的干扰），导致下颌前伸。这类患者在正中关系位时，前牙呈对刃或浅覆盖关系（下颌可以后退）。正中𬌗位时反覆盖、反覆𬌗较小，可以采用调𬌗法进行矫治。用咬合纸检查患者从正中关系位至习惯𬌗位运动时的干扰点，分次调磨早接触的点，直至正中关系位时前牙建立正常的覆𬌗、覆盖关系；闭口时闭口道正常，后牙建立正常咬合关系。

2. 下颌联冠斜面导板

该矫治器适用于功能性乳前牙反𬌗、反覆𬌗深、反覆盖小的患者。联冠斜面导板包括下颌6颗乳前牙，斜面导板的角度约45°，可用氧化锌糊剂将其粘于患儿下前牙上。斜面导板的斜面与上切牙舌面接触，引导患儿放弃原来的习惯性𬌗位而至正中关系位。一般戴用2周左右，上前牙即可发生唇向移动，下颌可以回到正中关系位，恢复正常的闭合道。若超过1个月，患儿仍未发生相应的改变，则应考虑改换矫治器。戴此矫治器时，患儿只能进食软质食物。

3. 上颌𬌗垫矫治器

对于由于上前牙舌向错位造成的前牙反𬌗，可使用上颌𬌗垫矫治器。后牙需要有足够的固位牙，矫治器前部每个舌向错位的牙上需做一个双曲舌簧，通过调整舌簧加力，而矫治前牙反𬌗。

4. 下颌后退位𬌗垫

由于干扰等原因造成的下颌功能性前伸与下颌前部间隙的患者，可用此矫治器。𬌗垫在患者下颌后退至正中关系的位置上制作，前部加唇弓，通过双曲唇弓加力内收下前牙而达到矫治反𬌗的目的。

（二）后牙反𬌗与下颌偏斜

上颌牙弓的狭窄或口腔不良习惯（如吐舌、吮指等）均可能造成单侧或双侧后牙反𬌗。同时，早接触的存在常会使患者闭口时产生偏斜，而造成单侧后牙的反𬌗，下牙弓中线偏向反𬌗侧。少数乳牙或混合牙列期患儿的单侧后牙反𬌗是由乳尖牙的𬌗干扰造成的，仅可通过调𬌗消除干扰，使下颌恢复正常的闭口道而矫治单侧后牙的反𬌗。在早期后牙反𬌗的矫治中，常用以下两种矫治器。

1. 有扩弓簧和分裂基托的上颌扩弓矫治器

这种矫治器应设计足够的固位装置，否则加力后易脱离牙弓。同时，该矫治器的矫治效果依赖于患儿的合作。

2. "W"形扩弓装置与四角腭弓矫治器

可调式舌弓矫治器中有"W"形扩弓装置与四角腭弓矫治器，其通过磨牙带环与牙弓相连（可焊接或穿过带环腭侧圆管），加力后可进行扩弓治疗。四角腭弓比"W"形扩弓装置更富有弹性。在矫治器调整使用时，应注意不要压迫腭黏膜和牙龈组织。

（三）上前牙前突

乳牙期或替牙早期的上前牙前突问题，多数是牙性的，且多因吮指与咬下唇等不良习惯造成。当上前牙前突严重影响美观或易使前牙受伤时，即需矫正。当上颌牙弓中存在间隙且覆盖较大时即可使用活动或固定矫治器进行治疗，但应注意，要用口外弓加强支抗。

1. 活动矫治器

用哈雷矫治器的双曲唇弓，每月调整 1.5 ~ 2.0 mm，可使牙齿移动 1 mm。应注意，加力的同时需缓冲腭侧基托 1.0 ~ 1.5 mm。每次复诊时均需对唇弓和基托进行调整。对于覆𬌗较深的患者，应首先戴用平面导板矫治器，待覆𬌗问题解决之后，再内收上前牙。

2. 固定矫治器

一般在磨牙上粘带环，前牙粘托槽。利用弓丝的关闭曲或弹力链内收前牙。关闭曲每月每侧打开 1 mm。注意增强支抗。如果不是每颗牙齿均粘着托槽，在矫治过程中应注意调整力的大小，不要将未粘托槽的牙齿挤出牙列。

（四）前牙开𬌗

乳牙期与磨牙早期的前牙开𬌗，多数是口腔不良习惯（如吮指、咬唇等）造成的。早期时，如颌骨关系正常，随着口腔不良习惯的纠正，恒牙前牙的开𬌗情况也会得到改善。治疗一般也是针对牙弓狭窄的扩弓治疗与上前牙唇向倾斜的内收。前牙开𬌗一般不做特殊的治疗，但如果口腔不良习惯得不到控制，会造成骨性开𬌗。

（五）前牙深覆𬌗

对于乳牙期与替牙早期的深覆𬌗，应分析其是由后牙萌出不足还是由前牙萌出过度造成的。除较深的覆𬌗给龈组织造成创伤外，一般情况下前牙深覆𬌗均推迟到恒牙期矫治。

1. 后牙萌出不足

后牙萌出不足可用带平面导板的上颌活动矫治器。前部平面导板使磨牙脱离咬颌接触，从而促进磨牙的萌出，但是应注意磨牙的萌出是难以控制的因素。矫治器需全天戴用几个月，待建立正常的垂直向关系之后，仍需戴用矫治器几个月，以防复发。

2. 前牙萌出过度

前牙萌出过度所致的前牙深覆𬌗在治疗上有一定的难度，需要控制上、下前牙的萌出或压低这些牙齿。这种牙齿运动需要温和而持续的力量，力的大小应精确控制且需增加支抗。治疗可用多用途唇弓，通过相对压低前牙而达到矫治的目的。治疗中应注意磨牙的旋转和唇弓对龈组织的损伤。一般情况下，这种治疗要推迟至恒牙初期。

三、替牙障碍

（一）乳牙早失

乳牙早失时常因邻牙倾斜或对颌牙齿过长而形成牙列不齐。研究表明，乳牙缺失后，缺隙在最初 6 个月内减少的量最多。对于以下情况者应进行缺隙的保持：①邻牙明显向缺隙移动。②后牙没有良好的尖窝关系。③缺牙引起继发性口腔不良习惯。④缺牙加重现有的错𬌗。⑤所有继替恒牙胚存在。

1. 丝圈式保持器

此型保持器在邻近缺隙的一侧牙上放置带环，并焊上较硬的钢丝，抵在缺隙另一端的邻牙上。丝圈要足够宽，不能妨碍恒牙的萌出，同时钢丝不能压迫牙龈组织。由于放置带环的牙易脱钙，一般带环放于乳磨牙上。丝圈式保持器不能预防缺隙对颌牙齿过长。

2. 局部义齿缺隙保持器

当一个牙段早失牙超过一个或两侧均有乳牙的早失时，常用局部义齿缺隙保持器。保持器上需设计卡环，乳尖牙处的卡环应不妨碍恒切牙萌出过程中乳尖牙向远中移动。要定期复诊，必要时去除或调整此牙上的卡环。

3. 远中靴形缺隙保持器

此型缺隙保持器用于第一恒磨牙未萌出之前的第二乳磨牙早失。在第一乳磨牙上放置带环，远中端焊 0.9 mm 不锈钢丝，在拔除第二乳磨牙后，即黏接该保持器。此保持器远中端有一引导面伸入牙槽中与第一恒磨牙近中边缘嵴下方 1 mm 处接触，以引导第一恒磨牙正常萌出。大部分患者能很好地适应该保持器，但应注意，亚急性心内膜炎者慎用，因为安装使用此保持器可增加感染发生率。

4. 舌弓保持器

对于多数乳磨牙早失、恒切牙已萌出的患者可以使用。一般在乳磨牙或两侧第一恒磨牙上置带环，内焊不锈钢丝与恒切牙舌隆突接触，以保持牙弓长度，防止后牙的前移。当前牙覆𬌗较深时，有时上颌舌弓会妨碍前牙的咬合，此时可改成 Nance 弓或腭杆进行保持。

（二）恒牙早失

因乳牙根尖或牙周病变破坏了恒牙胚的牙囊，致恒牙牙根形成不足 1/3 时恒牙即开始萌出。此时易导致恒牙的感染或脱落，临床上常制作阻萌器，延迟此类恒牙的萌出。常用的阻萌器有丝圈式缺隙保持器上加焊一通过早萌牙𬌗面的横杆或做义齿缺隙保持器加𬌗支托。

（三）恒牙迟萌或阻生

乳牙脱落后，继替恒牙牙根已基本形成但仍未萌出者为恒牙迟萌或阻生。对于迟萌或阻生的牙齿可通过手术暴露部分牙冠，并施以矫治力导萌的方法使其萌出。在牙齿导萌之前应确保牙弓中存在足够的间隙，综合考虑是否需要拔牙正畸治疗。

（四）恒牙异位萌出

恒牙萌出过程中，由于牙量、骨量不调或恒牙牙胚过大，不是先导牙牙根吸收，而是邻牙的牙根吸收，为恒牙的异位萌出。当异位牙萌出时，可先不做处理，定期观察邻牙牙根吸收的情况。有一半患者可以自行调整。不能自行调整者，应做适当处理。最常见的恒牙异位萌出致邻牙牙根吸收是第一恒磨牙对第二乳磨牙牙根与恒侧切牙对乳尖牙牙根的影响。

1. 第一恒磨牙的异位萌出

可在局部麻醉下应用 0.4 mm 的铜丝通过龈下接触点，并在𬌗方面结扎，通过复诊逐渐加力使第一恒磨牙向远中方向萌出。对于铜丝难以通过者，可通过弯制各种竖直弹簧直立第一恒磨牙。对于第二乳磨牙牙根吸收严重导致早失者，应用缺隙保持器及时保持间隙。

2. 恒侧切牙异位萌出

恒侧切牙的异位萌出常导致乳尖牙的早失。若双侧乳尖牙早失或乳尖牙的早失未引起牙弓中线的偏斜，可用固定舌弓保持间隙。若已经引起牙弓中线偏斜，则应及时拔除对侧乳尖牙后用舌弓保持。

第三节　阻生牙与埋伏牙的矫治

牙齿因为骨、牙或纤维组织阻挡而不能萌出到正常位置称为阻生。轻微阻生时牙齿可能萌出延迟或错位萌出；严重时牙齿可能埋伏于骨内成为埋伏牙。阻生牙、埋伏牙在正畸临床较为常见，在安氏Ⅰ、Ⅱ、Ⅲ错𬌗中都有发生。阻生牙、埋伏牙常发生在上颌中切牙、上颌尖牙、下颌第二恒磨牙、下颌第三磨牙。阻生牙的存在，给正畸治疗增加了难度，有时甚至给治疗结果带来缺陷。

一、上颌中切牙

（一）上颌中切牙的发育与萌出

上颌中切牙牙胚位于乳切牙的腭侧上方。出生前即开始增殖、分化，生后 3 ~ 4 个月牙冠开始矿化，4 ~ 5 岁时矿化完成，7 ~ 8 岁时开始萌出，但变异较大。大约在 10 岁时牙根发育完成。

中国儿童上颌中切牙萌出的时间，男性平均 8.1 岁，女性平均 7.8 岁。

（二）上颌中切牙阻生的患病情况

据北京大学口腔医院正畸科资料，在门诊错𬌗病例中，上颌中切牙阻生者约占 2.3%，男性略多于女性。上颌中切牙阻生多发生于单侧，发生于双侧者也可见到，还可见到侧切牙、尖牙同时阻生者。

（三）病因

1. 乳切牙外伤

乳切牙易受外伤，并因此影响到恒中切牙的正常发育，使中切牙牙根弯曲，发育延迟，而引起埋伏。应当注意的是，乳切牙的外伤不易确定，一些原因不明的中切牙阻生很可能属于此因。

2. 乳牙因龋坏滞留或早失

乳牙因龋坏滞留或早失使恒牙间隙不足而阻生。

3. 多生牙

切牙区是多生牙的好发部位。多生牙位于中切牙萌出路径时中切牙萌出将受阻。

（四）上颌中切牙埋伏阻生的处理

X 线检查可确定阻生中切牙牙齿的发育情况，包括牙冠、牙根的形态，有否弯根、短根，发育是否较正常侧中切牙延迟，是否有多生牙存在。阻生中切牙多位于唇侧，但应在 X 片上确定牙齿的位置、方向、与邻牙的关系。

多生牙引起的上颌中切牙阻生，8～9岁时拔除多生牙后，上颌中切牙能自行萌出，但萌出后多有位置不正，需进一步正畸治疗。

10岁以上的患者，若上颌中切牙埋伏阻生，应当先以正畸方法为阻生的中切牙开拓出足够的间隙，并且在弓丝更换至较粗方丝时，再进行开窗术。开窗多从唇侧进行，若上颌中切牙表浅则可直接粘托槽，若中切牙位置较深，则宜做转移龈瓣开窗。即刻粘托槽之后在托槽上置一结扎丝做成的牵引钩，或置一链状弹力圈，缝合龈组织，使牵引钩（弹力圈）末端露在创口之外以便牵引，这样处理有利于上颌中切牙牙龈形态。注意手术不要暴露过多的牙冠。

弱而持久的矫治力可牵引中切牙入牙列。对于冠根倾斜、唇舌向旋转、严重异常的埋伏阻生中切牙，可以手术暴露阻生牙牙冠的任何一部位，粘托槽并牵引出骨后再重新黏着托槽定位牙冠。牵引入列的中切牙宜过矫正使其与对𬌗牙覆𬌗偏深。有时中切牙唇向旋转，牙冠较长，需要加转矩力使牙根舌向移入骨内。

形态发育严重异常，严重异位或有可能伤及邻牙的埋伏阻生中切牙，确实无法保留时，可以拔除，并根据正畸的设计，近中移动侧切牙并修复成为中切牙外形；或者保留间隙，以义齿修复。

二、上颌尖牙

（一）尖牙的发育与萌出

上颌恒尖牙牙胚位于乳尖牙腭侧的上方，下颌恒尖牙牙胚位于乳尖牙舌侧的下方。出生后尖牙牙胚即开始增殖、分化，4～5个月时牙冠开始矿化，6～7岁时矿化完成。上颌尖牙11～13岁时开始萌出，13～15岁时牙根发育完成；下颌尖牙在10～12岁时开始萌出，12～14岁时牙根发育完成。

我国儿童上颌尖牙萌出的时间，男性平均为11.3岁，女性平均为10.8岁；下颌尖牙萌出的时间，男性平均为10.6岁，女性为平均10.3岁。

（二）上颌尖牙的萌出异常

1. 原因

上颌尖牙萌出路径较长，易于受阻而发生唇向或腭向错位。

上颌尖牙是上前牙中最后萌出的牙齿，由于前牙拥挤的存在，上尖牙萌出受阻。唇向异位的尖牙中83%的患者有间隙不足。

腭向异位的上颌尖牙遗传因素起主导作用，而与局部因素无关，如乳牙滞留、拥挤等。安氏Ⅱ类错𬌗患者尖牙阻生较多且有家族倾向。

2. 患病率

根据瑞典的一项研究资料，上颌尖牙阻生错位萌出在自然人群中的患病率为1.5%～2.2%，其中腭向错位占85%，唇向错位占15%；上颌尖牙阻生的情况女性比男性多见。

中国儿童上颌尖牙唇侧阻生错位的情况较多见，这是由中国儿童牙列拥挤所致，还是由种族差异所致，尚待进一步研究。

下颌尖牙阻生错位的情况比上颌尖牙少见，Dachi等报道为0.35%。

3. 错位尖牙造成的问题

（1）相邻侧切牙发育异常

研究表明，腭向错位的上颌尖牙患者中，约有 50% 伴有相邻侧切牙小或呈钉状，甚至先天缺失。小或钉状侧切牙牙根不易被腭向错位的尖牙牙冠压迫吸收，而正常大小的侧切牙牙根常位于错位尖牙的萌出道上，因而牙根容易受压吸收。

（2）邻牙的根吸收

上尖牙阻生伤及相邻切牙牙根的发生率为 12.5% ~ 40.0%，女性比男性常见。牙根的受损是无痛性的且呈进行性发展，可以造成邻牙的松动甚至丢失。

阻生尖牙发生囊性变，可引起局部骨组织损失，且可能伤及相邻切牙牙根。

尖牙阻生增加了正畸治疗的难度和疗程，严重阻生的尖牙可能需要拔除。

（三）上颌尖牙阻生的早期诊断

萌出过程正常的上颌尖牙，在萌出前 1.0 ~ 1.5 年，可在唇侧前庭沟处摸到硬性隆起。有资料表明男孩 13.1 岁、女孩 12.3 岁时，80% 的尖牙已萌出。因此在 8 岁或 9 岁时应开始注意尖牙的情况，以便及早发现错位的尖牙，特别是对有家族史、上侧切牙过小或先天缺失的患者。临床上如有以下情况应进行 X 线检查：① 10 ~ 11 岁时在尖牙的正常位置上摸不到尖牙隆起。②左右侧尖牙隆起有明显差异。③上侧切牙迟萌，明显倾斜或形态异常。

X 线片包括口内根尖片、全口曲面断层片、前部𬌗片，有条件者可拍摄前部牙槽断层片，以精确确定埋伏阻生牙的位置是唇向或者腭向错位，侧切牙牙根是否受损。侧切牙牙根受损在根尖片上常不能显示。

（四）上颌尖牙阻生的早期处理

如果早期诊断确定上颌恒尖牙阻生而牙弓不存在拥挤时，拔除乳尖牙后绝大多数阻生的恒尖牙可以正常萌出。有研究报道，一组 10 ~ 13 岁上尖牙严重错位、牙弓不存在拥挤的病例，在拔除乳尖牙后，78% 的腭侧阻生的恒尖牙能自行萌出到正常位置，但 12 个月后 X 线片无明显改善者，恒尖牙将不能自行萌出。拔除上颌乳尖牙使恒尖牙自行萌出的适应证如下：①牙弓无拥挤。②尖牙腭向错位。

对伴有牙列拥挤的病例，单纯拔除乳尖牙对恒尖牙的萌出并无帮助，必须同时扩展牙弓，解除拥挤，才能使恒尖牙正常萌出。

（五）上颌尖牙埋伏阻生的处理

患者年龄超过 14 岁而上颌尖牙仍未萌出者，应考虑到上颌尖牙埋伏阻生的可能性，并以 X 线检查确定尖牙的位置、发育和形态。

1. 治疗方法

外科开窗暴露尖牙冠，再用正畸方法使尖牙入牙列。

拔除埋伏尖牙，然后再行下列处置：①正畸方法，用第一前磨牙代替尖牙。②修复尖牙或种植。③自体移植。其中以外科开窗后正畸牵引的使用最为广泛。

2. 唇侧埋伏阻生上颌尖牙的处理

如果间隙足够或经正畸开展后间隙足够，唇侧埋伏阻生的尖牙有可能自行萌出，因此正畸治疗开始 6 ~ 9 个月不考虑外科开窗，而只进行排齐、整平、更换弓丝至 0.45 mm × 0.625 mm（0.018 英寸 × 0.025 英寸）方丝。

若在方丝阶段尖牙仍未萌出则应外科暴露阻生尖牙冠。根据尖牙的位置有以下术式：①根尖部复位瓣。②侧方复位瓣。③游离龈移植。④闭合式助萌术。

其中闭合式助萌术是最好的方法，即剥离升高龈瓣，暴露尖牙冠，黏合附件后缝合瓣，使之覆盖牙冠。此法能获得较好的龈缘形态，但若托槽脱落，则需再次手术和粘托槽。

应当注意的是，当埋伏的尖牙牙冠与侧切牙根相邻时，会造成侧切牙牙冠倾斜。此种情况下，只有在外科术后将尖牙从侧切牙根区移开后才能排齐、整平侧切牙，否则可能伤及侧切牙牙根。

3. 腭侧埋伏阻生上颌尖牙的处理

腭侧阻生的上颌尖牙有粘连牙的可能，这在年龄较小的患者中少见，但在成人中却可见到。因此，对拥挤伴尖牙埋伏的患者特别是成年患者应当小心。若治疗需要拔除前磨牙，应当在先处理埋伏尖牙，待埋伏尖牙在正畸力作用下开始正常移动之后再拔除前磨牙。那种认为由外科医师"松解"粘连牙，然后再行正畸移动的观点并不可靠，因为外科医师很难做到"适当"的"松解"，且牙齿"松解"之后可再度粘连。

由于腭侧的骨板和黏膜较厚，腭侧阻生的尖牙很少能自行萌出而必须外科开窗助萌。外科开窗后，腭侧阻生牙很少能自动萌出。开窗之后必须开始牵引，因为萌出过程太慢，组织可能愈合而需要第二次开窗。腭侧埋伏尖牙的开窗术，应检查尖牙的动度，特别是对成年患者，若尖牙为粘连牙，应更改矫治设计，拔除尖牙。

以方形弓丝稳定牙弓时，使用弱而持久的力牵引尖牙入牙列，防止牵引过程中邻牙压低和唇舌向移位。为使尖牙顺利入列，为尖牙准备的间隙应比尖牙稍大。

有研究表明，在成年患者腭侧阻生尖牙的治疗过程中，有 20% 出现死髓，75% 发生颜色的改变。因此，要告知患者这种风险，并要避免过度移动牙齿。

腭侧埋伏阻生的尖牙矫正后复发倾向明显，因此宜早期矫正旋转，进行足够的转矩控制使牙根充分向唇侧移动，必要时行嵴上牙周环形纤维切除术，并使用固定矫治器保持。

上颌尖牙腭侧阻生是正畸临床中的疑难病，疗程将延长 6 个月，并存在若干风险，临床医师对此应有估计并向患者说明。

（六）下颌尖牙埋伏阻生

下颌尖牙埋伏阻生很少见。若出现埋伏阻生，多在侧切牙的舌侧。治疗程序为开拓间隙，方形弓丝稳定牙弓，外科开窗暴露埋伏尖牙冠，粘托槽、牵引。埋伏阻生的下颌尖牙偶有粘连而不能萌出。

（七）尖牙异位萌出

1. 尖牙 - 前磨牙异位

尖牙 - 前磨牙异位是最常见的牙齿异位。

2. 尖牙 - 侧切牙异位

尖牙 - 侧切牙异位见于下颌。

已完全萌出的异位尖牙很难用正畸的方法将其矫正到正常位置。

（八）尖牙拔除

正畸治疗很少拔除尖牙，唇向异位的上颌尖牙更禁忌拔除。尖牙拔除的适应证如下。

①尖牙位置极度异常，如高位且横置的埋伏上尖牙。②尖牙位置有造成移动的危险，如尖牙埋伏于中、侧切牙之间。③尖牙粘连。④尖牙牙根存在内吸性或外吸性，尖牙囊肿形成。⑤患者不愿花更多的时间治疗。

三、下颌第二恒磨牙

（一）下颌第二恒磨牙的发育与萌出

下颌第二恒磨牙牙胚位于第一恒磨牙远中牙槽突内，出生前即开始增殖，2.5 ～ 3.0 岁时牙冠开始矿化，7 ～ 8 岁时矿化完成，11 ～ 13 岁萌出，所以又称"12 岁磨牙"，牙根在 14 ～ 16 岁形成。

中国儿童下颌第二恒磨牙的萌出时间男性平均年龄为 12.5 岁，女性为 12.0 岁。

（二）下颌第二恒磨牙阻生的处理

下颌第二恒磨牙阻生在临床上随时可见，并有可能伴有囊性变。根据阻生的严重程度，处理方式不同。

1. 下颌第二恒磨牙轻度阻生

下颌第二恒磨牙前倾，远中可能已露出牙龈，近中与下颌第一恒磨牙牙冠相抵，下颌第二恒磨牙的近中边沿嵴位于下颌第一恒磨牙远中外形高点的下方。此时可以采用弹力分牙圈松解两牙的接触点，使第二恒磨牙自行萌出。有时下颌第一恒磨牙带环对下颌第二恒磨牙的萌出起阻挡作用，应暂时去除带环，改为黏着式颊面管。

因阻生造成下颌第二恒磨牙舌倾的情况较为常见，若同时存在上颌第二恒磨牙颊向错位或颊倾，两牙将形成正锁𬌗关系。

下颌第二恒磨牙的锁𬌗在其萌出过程中，矫正比较容易。简单地黏着托槽或颊面管，以细丝纳入即可使其进入正常萌出位置。第二恒磨牙建𬌗后，锁𬌗的矫正相对困难，患者年龄越大，矫治难度越大。矫治的方法有两种：锁𬌗牙齿颌间交互牵引，方形弓丝对第二恒磨牙加转矩（上颌冠舌向，下颌冠颊向）。交互牵引作用较强，但却有升高后牙的不利效果。应当注意的是，锁𬌗牙的矫正需要间隙，当后段牙弓存在拥挤时，可能需要减数，如拔除第三恒磨牙。

2. 下颌第二恒磨牙严重阻生

当第三恒磨牙缺失或过小时，可行外科开窗暴露第二恒磨牙牙冠，然后用正畸方法使之直立。

当第三恒磨牙发育正常时，可以拔除阻生的第二恒磨牙。若患者年龄较小（12 ～ 14 岁），第三恒磨牙可自行萌出到第二恒磨牙的位置，若患者年龄较大，则往往需要正畸辅助治疗。

有关研究表明，下颌第三恒磨牙牙胚的近远中倾斜度对其最终位置并无影响，第二恒磨牙拔除之后，第三恒磨牙牙胚的倾斜度有减小的趋势；同样，舌倾的第三恒磨牙也不是拔除第二恒磨牙的禁忌证，在拔除第二恒磨牙后，许多舌倾的第三恒磨牙变得直立。在第三恒磨牙发育早期，牙胚与第二恒磨牙之间常存在间隙，此间隙将在发育中消失，因而此种情况也不是拔除第二恒磨牙的禁忌证。

在第三恒磨牙发育的哪一个阶段拔除下颌第二恒磨牙对第三恒磨牙萌出位置影响并不大。一般来说，第二恒磨牙越早拔除，等待第三恒磨牙萌出的时间越长，疗程也越长。但临床上为治疗牙列拥挤，常需要较早拔除。拔除下颌第二恒磨牙后，许多患者需要正畸辅助治疗，使第三恒磨牙达到正常位置，因此治疗要延至第三恒磨牙萌出后，对此，医患双方应达成共识。

（三）直立下颌第三恒磨牙的方法

下颌第二恒磨牙阻生而在正畸治疗中被拔除的病例，或者拔除前磨牙后，下颌第三恒磨牙已萌出，但位置不正的病例，需要用正畸方法直立。

1. 一步法

适用于轻、中度近中倾斜阻生的病例。在部分萌出的下颌第三恒磨牙颊侧粘颊面管，其余牙齿全部粘托槽，或者仅第一恒磨牙粘托槽，两侧第一恒磨牙之间的舌弓相连以加强支抗。以螺旋弹簧远中移动并直立第三磨牙。

2. 二步法

适用于近中倾斜较明显，且不可能在颊侧粘颊面管的病例。治疗可延至 18 ~ 19 岁，在下颌第三恒磨牙无法自行调整位置时进行。先在𬌗面黏着颊面管使以片断弓和螺旋弹簧对第三恒磨牙牙冠施加远中直立力，当第三恒磨牙位置改善之后，再在颊侧粘颊面管继续治疗。

四、下颌第三磨牙

（一）第三磨牙的发育与萌出

第三磨牙的发育、矿化与萌出个体之间有很大的差异。第三磨牙的发育可早至 5 岁或晚至 16 岁，一般多在 8 ~ 9 岁。有的儿童牙冠的矿化早至 7 岁，有的却晚至 16 岁，一般在 12 ~ 18 岁完成牙冠矿化，在 18 ~ 25 岁完成牙根发育。萌出时间也很不相同。

发育较早的第三磨牙并不总是萌出较早。许多调查结果显示，70% 以上的下颌第三磨牙变为阻生，也有报道称 10% 的第三磨牙不发育而先天缺失。

下颌第三磨牙矿化的早期，𬌗面稍向前并向舌侧倾斜，以后随着升支内侧骨的吸收、下颌长度的增加，牙胚变得较为直立。与此相反，上颌第三磨牙向下、向后并常常向外萌出，因此有造成深覆盖或正锁𬌗的可能。由于舌肌和颊肌对上下颌第三磨牙牙冠作用，而将使其自行调整，但若间隙不足则锁𬌗将发生。

（二）下颌第三磨牙阻生的发生率

由于样本不同，阻生的定义不同，下颌第三磨牙阻生率报道的结果差别很大。在许多人群中下颌第三磨牙的阻生率可能为 25% 或更高。另外，在正畸临床"不拔牙矫治"的病例中，30% ~ 70% 将可能发生下颌第三磨牙阻生。

（三）病因

由于人类进化中颌骨的退缩，使位于牙弓最后的第三磨牙常常因间隙不足而发生阻生。除了这一种族化的背景之外，以下局部因素可能与第三磨牙阻生有关：①下颌骨较小，生长方向垂直。②下颌宽度发育不足。③第三磨牙发育延迟，将使阻生的可能性增加。④第三磨牙萌出角度不利。

（四）下颌第三磨牙阻生的类型

根据 Richardson 研究，下颌第三磨牙阻生分为以下 5 种类型。

1. 萌出角减小

第三磨牙𬌗面与下颌平面形成的夹角，即第三磨牙萌出角逐渐减小，第三磨牙逐渐直立，但仍不能完全萌出。此种类型占阻生下颌第三磨牙的 46%。

2. 萌出角保持不变

此种类型占阻生下颌第三磨牙的 13%。

3. 萌出角逐渐增大

牙齿生长时向近中更加倾斜，导致萌出角逐渐增大，呈水平阻生。此种类型占阻生下颌第三磨牙的 41%，且无法预测。

4. 萌出角发生有利改变

萌出角发生有利改变，但因间隙缺乏，仍不能萌出形成垂直阻生。

5. 萌出角过度减小

萌出角过度减小致下颌第三磨牙向远中倾斜阻生，此种情况不多见。

Richardson 认为，下颌第三磨牙萌出行为的不同与其牙根发育的差异有关。当近中根发育超过远中根时萌出角减小，牙齿逐渐直立；当远中根发育超过近中根时，萌出角增大，牙齿更向近中倾斜。

（五）正畸治疗对下颌第三磨牙萌出的影响

1. 不拔牙矫治

不拔牙矫治增加了下颌第三磨牙阻生的可能性，这是因为治疗中常需要将下颌第一磨牙和第二磨牙远中倾斜。同样的原因，口外弓推上颌磨牙向远中，减小了下颌第三磨牙的可利用间隙，使下颌第三磨牙阻生的可能性增加。

2. 第二磨牙拔除

拔除第二磨牙后，第三磨牙萌出空间明显增大。几乎所有病例的第三磨牙都可以萌出，但萌出的时间却相差很大，为 3 ~ 10 年不等，也很难预测。虽然上颌第三磨牙常可自然萌出到正常位置，但下颌第三磨牙位置常需正畸直立，将使治疗延长到 20 岁左右。

3. 前磨牙拔除

一般认为，前磨牙的拔除能增加第三磨牙萌出的机会。Ricketts 发现前磨牙拔除能为下颌第三磨牙提供 25% 以上的间隙，有 80% 的下颌第三磨牙能萌出，而不拔牙矫治的对照组中下颌第三磨牙萌出仅占 55%。Richardson 认为，从为下颌第三磨牙提供间隙的观点看，第二前磨牙拔除比第一前磨牙拔除更好。

大多数拔除前磨牙的病例磨牙前移 2 ~ 5 mm, 然而增加的这一间隙并不总能使第三磨牙萌出。对前牙严重拥挤或明显前突的病例, 拔牙间隙应尽可能用于前牙的矫正, 第三磨牙增得的间隙有限, 因此需拔除 4 颗前磨牙的病例有时仍然需要拔除 4 颗阻生的第三磨牙, 总共是 8 颗牙齿, 应当将这种可能性事先向患者说明。

（六）第三磨牙拔除的适应证

①反复发作的冠周炎。②第二磨牙远中龋坏或第三磨牙不用于修复。③根内或根外吸收。④含牙囊肿。⑤因第三磨牙造成的牙周问题波及第二磨牙。⑥正畸治疗。正畸临床为解除拥挤而拔除第三磨牙的情况并不多见, 但 MEAW 矫治技术常涉及拔除第三磨牙, 直立后牙, 矫治开𬌗。对于正畸治疗后为预防下前牙拥挤复发而拔除无症状的第三磨牙的做法目前仍存在分歧。一项对正畸治疗完成后未萌第三磨牙的追踪研究发现, 某些患者出现第二磨牙牙根吸收, 第二磨牙远中牙槽嵴降低, 因此, 这样的患者宜每 2 年对第三磨牙进行一次 X 线检查, 必要时再行拔除。

第四节　正颌外科患者术前、术后的正畸治疗

一、术前正畸治疗

（一）术前正畸的目的

术前正畸的目的是排齐牙列, 消除给药干扰, 便于术中牙骨块的移动, 以取得理想的治疗效果。牙齿错位、牙列拥挤或者上下前牙唇倾或舌倾, 常使正颌手术无法进行, 需要经过术前正畸治疗, 去代偿、排齐牙列、改变前牙轴倾度并把牙齿排列在基骨弓上, 以利于正颌手术时的颌骨移动。

若患者需要压低前牙, 则应在术前正畸时进行, 因为过度萌出的前牙超过自然𬌗平面, 常会干扰异常覆𬌗、覆盖关系的矫正, 压低前牙的不良反应是伸长后牙。手术前, 由于后牙的咬合接触, 后牙有较强的抵抗压低前牙的反作用力而使压低前牙更容易和有效, 且伸长后牙的不良反应较少。

有些情况在术后正畸会诱导复发, 则正畸治疗应在术前完成。如骨性前牙开𬌗患者, 正畸时的牙齿移动, 如整平牙列、关闭间隙、控根移动、牙弓宽度的矫正等, 均有伸长后牙的可能性, 而导致开𬌗复发。骨性开𬌗患者前牙常有代偿性伸长, 可掩盖骨性开𬌗的严重程度, 因而, 通过术前正畸压低前牙, 可达到去代偿性目的, 尽管会加重原有的开𬌗程度, 但增加了术后的稳定性, 减少了复发概率。对于需行分块截骨手术者, 应通过术前正畸, 使切口邻近的牙齿牙根分开, 便于手术中的分块截骨。否则, 牙根会向手术切口倾斜, 使手术难以进行。

术前正畸还可简化手术过程。经过术前正畸的患者, 往往只需要单颌手术, 而避免双颌手术, 且可以整体移动上颌骨或下颌骨而避免过多进行分块截骨手术。如在上颌, 术前正畸压低上前牙, 改善唇齿关系, 可以避免行 Lefort Ⅰ型截骨术或上颌前部截骨术。关闭拔牙间隙, 或关闭少牙症患者的间隙, 可避免行分块手术来关闭间隙。压低下前牙、矫正𬌗曲线、整

平 Spee 曲线，可避免在整体移动下颌骨时需要附加的下颌前部根尖下截骨术。

（二）术前正畸的设计原则

1. 牙齿的移动

通过正畸治疗，可使牙齿在前后、垂直、左右三维方向移动。不同的牙齿移动所采用的生物力学机制不同，治疗效果和时间也不尽相同。对一名正颌外科手术患者而言，哪些改变应通过正畸方法，从而使正畸医师决定进行哪些牙齿移动是最关键的。例如，对上颌前突畸形患者，若手术改变上颌骨前后向和垂直向的关系，矫正颌骨畸形，术前正畸只需排齐牙列即可，而不必进行垂直向的牙齿移动。

不同的错殆畸形，牙齿的移动方式不同。如骨性安氏Ⅱ类错殆患者通常伴有上前牙舌倾、下前牙唇倾，术前正畸时，则需要唇向移动上前牙、舌向移动下前牙，以达到取代的目的。安氏Ⅲ类错殆恰恰相反，需要舌向移动上前牙、唇向移动下前牙。骨性前牙开殆患者，尽管正畸治疗整平牙列时，可使前牙伸长，减小前牙开殆度，却增加了术后的不稳定性而导致复发，故术前正畸整平牙列时，需要压低上下前牙，一时性加重前牙开殆度。上颌宽度不足、后牙反殆患者，可通过上颌扩弓，或手术辅助快速腭扩展，或手术分块，扩大上牙弓，解决后牙反殆。

需要特别注意的是，有些必要的正畸牙齿移动非常有助于治疗，但却难以做到。此时需辅以某些手术方法，以取得良好的殆关系和美观的效果。例如，患者上牙弓有 6 mm 拥挤，同时需要收内下前牙 8 mm（需要间隙 16 mm），以便下颌骨整体前移来矫正颏部突度的不足。这样的牙齿移动是不可能的，即便拔除两颗双尖牙也不足以提供所需的 22 mm 间隙，因此，解决的办法为保持下前牙相对前倾的位置，而采用颏成形术前移颏部，以取得满意的美学效果。

术前正畸牙齿的移动方式，根据错殆的不同而异，也决定了手术的方式和最终的治疗效果。

2. 拔牙的原则

正颌外科进行术前正畸治疗时的拔牙与单纯的代偿性正畸治疗拔牙目的不同。前者是为了解除拥挤，排齐牙列，去除牙齿代偿。后者则是除矫正牙列拥挤外，主要用来代偿性移动牙齿，以补偿骨骼畸形，取得折中治疗的结果，因此拔牙原则有所不同。另外，手术采取的方式不同，也对拔牙与否有所影响。

（1）牙列拥挤

当牙列严重拥挤，即拥挤度在 10 mm 以上时，通常需要拔除第一或第二双尖牙以解除拥挤，排齐牙列。拥挤度不严重且患者牙冠宽、牙根窄时，可用牙齿邻面的去釉法，每颗牙齿的近远中可磨去 0.25 ～ 0.50 mm，这样可以提供间隙。去釉时应注意勿损伤牙周组织，用电动马达片磨器较好。

有些患者牙列拥挤并不严重，但上前牙或下前牙严重唇向倾斜，常常需要拔除第一双尖牙，进行去代偿性治疗，使上下前牙达到正常的轴倾度，便于骨块的移动。

（2）安氏Ⅱ类错殆

对安氏Ⅱ类错殆患者的下颌后缩，单纯利用正畸治疗时，常需拔除上颌第一双尖牙，采用最大支抗，充分内收上前牙，而下颌不拔牙，或拔除第二双尖牙，促使后牙前移，关闭拔牙间隙，并纠正Ⅱ类磨牙关系。正颌手术治疗时则相反。一般情况下，下颌发育不足的骨性Ⅰ类错𬌗，常常为下前牙唇倾、下前牙舌倾，术前正畸时需拔除下颌第一双尖牙，充分内收下前牙，恢复其正常的轴倾度。术前正畸结束，前牙覆盖变得更大，然后手术前移下颌。上颌则采取不拔牙治疗，结果为磨牙呈Ⅲ类咬合关系，尖牙为Ⅰ类咬合关系，而前牙达到正常的覆𬌗、覆盖关系。由于磨牙Ⅲ类咬合关系很难达到后牙良好的上、下颌咬合接触关系，故常拔除上颌第二双尖牙，使上后牙前移，而前牙保持不动，以期取得Ⅰ类磨牙关系。

（3）安氏Ⅲ类错𬌗

对于安氏Ⅲ类错𬌗患者的下颌前突或上颌后缩，单纯正畸治疗时，常需拔除下颌第一双尖牙，尽可能舌倾内收下前牙，而上颌则不拔牙，或拔除上颌第二双尖牙，促使上前牙唇倾，以矫正前牙反𬌗，并通过牙齿的移动减轻颌骨的畸形程度。正颌外科手术治疗则不同，一般情况下若上前牙代偿性唇倾，或牙列拥挤，术前正畸则拔除上颌第一双尖牙，内收上前牙，纠正其轴倾度，然后整体前移上颌骨。下颌多不需拔牙，因为安氏Ⅲ类错𬌗患者下前牙常代偿性舌倾，进行术前正畸去代偿治疗时，唇向移动下前牙，加重了前牙反𬌗，但手术移动颌骨后常可获得理想的𬌗关系。

（4）不对称

一些单侧Ⅱ类或Ⅲ类错𬌗患者，没有明显的面部和骨骼不对称，仅是牙形不对称，表现为上、下颌中线与面中线不相符，偏左或偏右。有时虽然上、下颌中线相符，但牙弓形态不对称，一侧的尖牙和后牙较对侧的尖牙和后牙位于面部较后的位置。在这两种情形下，尽管牙列没有拥挤，也需不对称性拔牙（即单侧拔牙），再进行正畸治疗或手术治疗矫正。对中线偏歪的患者，应细心检查和认真治疗。

（5）牙量不调

上下前牙有时存在牙量不调，常常为上颌侧切牙过小，而致下颌前牙牙量相对过大。当牙量不调 < 4 mm 时，可采用下颌前牙片磨法，以取得良好的前牙覆𬌗、覆盖关系和Ⅰ类尖牙咬合关系。牙量不调 > 4 mm 时，则需拔除一颗下切牙来进行治疗，也可以在上颌侧切牙近远中预留间隙，正颌外科手术治疗后烤瓷修复或复合树脂修复。这些情况应在治疗前向患者与家属仔细交代。拔牙治疗时，还应考虑牙齿的大小、形状、健康状态，畸形牙、过小牙、严重牙周病和充填治疗牙，多为拔除的优先选择对象。当然，这样会增加治疗的难度，延长治疗时间，甚至改变手术方式。

（6）手术方式

手术方式可以改变拔牙原则。颏成形术常使某些应该拔牙的病例免于拔牙。如骨性Ⅱ类错𬌗下颌后缩患者，下前牙处于前倾位置，手术时前移下颌，同时辅以颏成形术或增加颏成形术后颏部前移的量，使软组织颏部达到理想的位置，可避免下颌拔除健康的双尖牙。

有时Ⅱ类错𬌗畸形需要上颌上移、下颌前移并行颏成形术，下牙弓不拔牙，此时上颌手术不仅要上移，而且要明显后移，才能取得理想的Ⅰ类磨牙咬合关系及前牙覆𬌗、覆盖关系。以上手术操作困难，所以在术前正畸时可拔除上颌第一或第二双尖牙，最后取得完全Ⅱ类的磨牙咬合关系，使牙列尖窝关系良好。

3. 支抗的需要

支抗是指牙齿对受力后移动的抵抗。通常选用的支抗牙为磨牙。在正畸治疗牙齿移动的过程中，当磨牙保持不动，甚至远中移动时，即为最大支抗。相反，磨牙前移，而前牙保持不动时，为最小支抗。一般的牙齿移动，支抗介于这二者之间。正畸医师可根据不同情形，选择不同的支抗。由于上、下颌牙齿移动的不同需要，常采用不同的手段来增加支抗。如上颌横腭杆、Nance 弓、下颌舌弓、下颌唇挡、Ⅲ类颌间牵引、口外弓等。

4. 牙齿的垂直位置关系

垂直向的牙齿位置与𬌗平面的治疗设计密切关联。在确定治疗计划和治疗过程中，要注意 3 个客观评价牙齿垂直向位置的指标，即唇齿关系，上、下唇间隙和面部高度比例。

（1）唇齿关系

上颌唇齿关系通过临床检查而得。即测量患者唇部放松时，上颌前牙暴露的量和微笑时上颌前牙暴露的量，也可在 X 线头影测量时，测量唇部放松时上唇闭合点至切牙切缘的距离。正常情况下，患者唇部放松，上颌前牙暴露 2 mm 左右。

如果患者上颌牙齿暴露过多，但下面高正常，上颌补偿曲线过大，常需行上颌前部截骨手术上移上颌骨或采用上颌牙齿的正畸压低，以矫正不良的唇齿关系。手术截骨会节省时间，且治疗后稳定性较好，骨块的移动避免了牙周组织的牵拉所致治疗后的复发。若患者为长面综合征，上颌补偿曲线平坦，上颌牙齿暴露过多，则宜行手术使上颌整体上移，矫正上颌垂直向过高的问题，此时正畸方法难以发挥作用。一些患者若面部高度比例尚可，但上颌切牙暴露过多，则可单纯通过正畸治疗压低上颌前牙，增加补偿曲线曲度，改善上颌唇齿关系。

上颌牙弓补偿曲线的矫正，取决于面下 1/3 的高度。前面高短时（如短面综合征者），可通过伸长下颌后部牙齿来矫正过陡的 spee 曲线。前面高长（如长面综合征）者，常需压低下前牙来矫正 spee 曲线。一般而言，唇部放松时，下颌唇齿关系为下切牙切缘与下唇平齐。当下颌前牙过长，超过下唇平面时，宜通过术前正畸压低下前牙或行下颌根尖下截骨术，降低下颌前部牙骨块来矫正，恢复正常的下颌前牙唇齿关系。

（2）上、下唇间隙

上、下唇间隙为面高是否正常的功能性测量指标。下颌在正中关系位，唇部放松，上、下唇之间存在一个垂直向的小间隙，正常为 2 ~ 4 mm。上、下唇间隙过大时，上、下唇闭合不全，表明上颌垂直高度过大。如果患者下面高过长，但上、下唇间隙很小，实施上颌截骨上移手术后，上唇会显得长而内翻。一般情况下，下面高增加和上、下唇间隙过大是同时发生的，若两者不一致，则应细心确定其治疗方案。若上、下唇过短，则不能通过减小面部正常的高度来改善上、下唇关系。

（3）面部高度比例

面部高度比例有以下几种测量方法。

骨性面高比：为鼻根点 – 前鼻棘点（N-ANS）与前鼻棘点 – 颏顶点（ANS-GN）之比，约为 0.8 : 1。该比例小于 0.8 : 1 时，表明面高比例失调，下面高增加。

软组织面高比：为软组织额点 – 鼻下点（C-Sn）与鼻下点 – 软组织颏下点（Sn-Me）之比，约为 1 : 1。面高比例不调多为上颌垂直向的问题，通过 LeFort Ⅰ型截骨术，上移上颌骨，减小下面高，或下移上颌骨，增加下面高，常可收到良好效果。

正畸治疗可影响面部高度比例变化。颌间牵引、颈牵引和正畸方丝可以伸长后牙，增加下面高。若伸长后牙超过息止𬌗间隙，则结果不稳定。高位牵引头帽、后牙𬌗垫、排斥性磁力矫治器等可压低后牙，减小下面高，在生长发育期儿童中配合良好的患者，压低后牙效果会好一些，其可改变面高比例，但对成年患者则极为困难，虽然前牙可压低，但面高比例少有影响。

若患者上、下唇齿关系正常，但下面高仍大，问题多为颏部过长，此时可行垂直减短颏部成形术，而减小下面高，这一手术方式对唇齿关系和上、下唇间隙影响很小。

唇齿关系，上、下唇间隙，面部高度比例是3个不同的评价面部高度的指标，既相互区别，又相互关联，有时会表现一致，有时会表现相异，应细致分析，从而制订出正确的正畸和手术治疗方案。

5. 前牙前后向位置

在确定上下前牙的前后向位置之前，需要考虑面型和面部软硬组织的各种治疗变化。正畸治疗（如头帽等口外力作用）、手术治疗（LeFort Ⅰ型截骨、根尖下截骨、鼻成形术等）、二者的联合治疗，均会影响到骨骼和软组织的变化。实际上，上下前牙前后向的位置决定了上、下唇的最终位置，所以术前正畸使切牙前后向的移动至关重要。当然，口周肌肉功能和牙周组织的作用对上下前牙前后向的位置也会产生较大影响。决定上下前牙位置对唇部美观的影响，要考虑种族因素、家庭因素、性别、鼻子的大小和形状、唇突度与鼻下点 – 颏前点连线的关系、鼻唇角、颏唇沟的深度及外形等因素。通过改变唇部的突度而描绘出几种不同的侧貌，并选出最适合患者的侧貌，从而根据唇部的突度，决定前牙的前后向位置。

口周肌肉功能特别是唇部的功能，也应加以考虑。上、下唇间隙增加，唇部闭合不全的患者，当前牙内收后，则会改善唇功能。相反，若患者上、下唇间隙正常，内收前牙对唇部的功能则影响较小。前牙前后向的最后位置受治疗后牙𬌗稳定性的影响。由于唇舌在静息和行使功能时的作用力，都会对前牙产生作用；唇舌力量不平衡，治疗后牙齿会复发移位；牙周组织、𬌗力、牙槽骨等对切牙的位置均有不同程度的影响；前牙排列在基骨弓上，牙𬌗才能稳定，最好先从下切牙开始，先将下切牙排列在下颌基骨弓上，确定下切牙前后向位置后，再建立前牙正常的覆𬌗、覆盖，使上切牙位置得以确定，所以，测量和确定下切牙的位置很重要。临床上，常以X线头影测量下切牙至面平面的距离（LI–N–po）和下切牙与下颌平面（LI–MP）所成角来判定下切牙的位置。

（三）矫治器的选择

正颌外科患者常用0.56 mm（0.022英寸）槽沟方丝弓矫治器系列，由于圆形弓丝、方形弓丝均可入槽，不仅能有效地移动牙齿、三维方向控制牙齿的移动，使牙𬌗达到理想状态，而且粗的方丝与槽沟紧密切合，可起到极好的术后固定作用。近年来，直丝弓矫治器被广泛应用于正颌外科 – 口腔正畸联合矫治的患者，该矫治器既具有标准方形弓丝的优点，又能更精确地定位牙齿。传统的Begg矫治器，虽然能很好地移动牙齿，但操作较为麻烦，且圆形弓丝固定于垂直向的槽沟内，牙齿有较大的自由度，手术后固定作用较差，所以，目前已很少有人用Begg矫治器来做术前、术后矫正。Tip-edge矫治器，结合了传统Begg矫治器弓丝自由滑动、牙齿快速倾斜移动的特点，同时将方形弓丝的 3 个序列弯曲，预制于托槽背板内，兼有直丝弓的特点，圆形弓丝和方形弓丝均能使用，方形弓丝能起到很好的术后固定作用，因此，Tip-edge 矫治器也可用于术前、术后矫正。

（四）排齐牙列

1. 排齐牙列的目的

正颌外科在排齐牙列阶段的术前正畸与一般的正畸治疗基本相似。在排齐阶段，不仅需将错位牙排入牙弓，还要兼顾前牙间的位置关系、牙弓宽度和牙弓形态。一般情况下，牙冠错位多于牙根错位，错位牙多由于萌出间隙不足而偏离其萌出道，所以排齐时，可倾斜移动牙齿，使错位的牙冠倾斜至牙弓正常的位置，整体的移动多不必要。牙颌面畸形患者，由于骨骼畸形与软组织功能作用的影响，多存在牙齿的代偿性倾斜，尤其是切牙，因而在排齐牙列时，对已经唇倾的前牙，应采取措施，防止唇向倾斜加重，而舌倾的前牙，则尽可能使其唇倾一些，恢复正常的牙齿轴倾度。

2. 排齐牙列阶段矫治器弓丝的选择

选择初始矫治器弓丝时，宜遵守以下三项规则。

排齐牙列阶段的初始弓丝应产生轻微而持久的矫治力，促使牙齿有效地倾斜移动，避免使用大力或重力，因此弓丝应具有极好的弹性和适当的刚度、强度。

排齐牙列阶段初始弓丝应能在托槽内自由滑动，弓丝和槽沟间有充足的余隙。通常牙齿沿着唇弓做近远中方向滑动，弓丝和槽沟间至少应有 0.05 mm（0.002 英寸）的余隙，而最好有 0.10 mm（0.004 英寸）的余隙。这样牙齿能左右向、前后向自由倾斜移动，达到排齐牙列的目的。

牙列排齐最好选择圆形弓丝，避免使用方形弓丝。初始弓丝使用方丝，往往会使牙根移至不被期望的位置，然后在后期需通过控根或平行牙根移动加以矫正，而且还会使牙根产生往复运动，使牙齿移动变慢、疗程延长，且这种牙齿往复移动容易导致牙根吸收。

（五）整平牙列

牙列整平阶段多与排齐阶段同时进行。对于非正颌手术患者（单纯正畸治疗），整平牙列、减小殆曲度是多数错殆畸形治疗的典型特征性阶段。对于正颌手术患者，则要根据患者的具体情况，来改变牙齿垂直向关系。一般而言，对于垂直向高度异常的患者，采用手术的方式，通过牙骨段垂直向位置移动，改变牙齿垂直向关系，效果良好且结果稳定。在术前正畸治疗时，不必盲目整平牙列，有些患者术后整平牙列效果会更好。

患者的面型，往往决定了牙列整平的方式。长面型且前牙开殆者，在术前正畸治疗时，不宜采用连续弓丝整平牙列，因为连续弓丝常会伸长上下前牙，加重开殆患者前牙的代偿性移位，增大术后复发可能性。应采用片断弓排齐和整平技术，持续压低上下前牙，加重开殆畸形，保证手术的成功。短面型且前牙开殆者则需增加面高，因此不宜压低下前牙，而应升高后牙区，所以术前正畸时，保持下颌切牙垂直向位置，手术后，伸长双尖牙及尖牙，整平牙列，会取得满意的效果。面部高度正常者，在术前正畸时，可在压低上下前牙的同时，适当伸长后牙，而整平牙列。

（六）切牙前后向位置

切牙前后向的位置至为关键，决定了手术时上、下颌骨前后向的位置，尤其是下颌骨相对于上颌骨的位置。术前正畸的一个主要目的就是减小或消除牙齿代偿性移位，因为牙齿的代偿性移位常常限制了颌骨的手术移动量，从而影响手术效果。严重牙颌面畸形常出现牙齿的代偿性移位。如安氏Ⅲ类错𬌗下颌前突、上颌后缩畸形，上颌前牙常代偿性唇倾，下颌前牙常代偿性舌倾。术前正畸应行去代偿治疗，设法舌向移动上前牙，唇向移动下前牙，使上下前牙的轴倾度改善，位于颌骨正常的位置上。这样可使前牙反覆盖加大，从而使手术时颌骨有足够的移动量，彻底矫治颌骨畸形。安氏Ⅲ类错𬌗上颌前突、下颌后缩畸形，则常有代偿性下颌前牙唇倾、上颌前牙舌倾。术前正畸时，应舌向移动下前牙，唇向移动上前牙，增加前牙覆盖。这种术前正畸的去代偿治疗与传统的正畸治疗牙齿移动方向相反，术前正畸后畸形反而加重，此即所谓的反向正畸治疗。要注意的是，上下切牙的轴倾度可因其基骨位置的改变而发生变化。例如，对于前倾的下切牙，通过颏部手术，前移颏部，相对减小下切牙的轴倾度，使其接近正常。对于前倾的上切牙，可施行鼻部手术，使上颌基骨丰满，相对减小上前牙的唇倾度。因此，术前正畸治疗前，应对要施行的正颌手术全面了解，然后结合手术方案，确定术前正畸治疗牙齿移动的方向和量。

（七）上、下颌牙弓宽度的协调性和后牙反𬌗的矫治

术前正畸的一个重要步骤是对上、下颌牙弓宽度协调性的矫治。对于个别牙反𬌗，或由于上颌牙弓狭窄，导致后牙轻度反𬌗的患者，可通过矫治器扩大牙弓，改变上颌牙弓宽度，解决牙列反𬌗。当上颌牙弓过于狭窄，或下颌牙弓过于宽大，后牙段严重反𬌗的患者，只能通过手术方式来改善牙弓的宽度不调。

1. 上颌牙弓狭窄的矫治

后牙反𬌗患者，多为上颌牙弓狭窄，上颌牙弓为"U"形或尖圆形，尖牙和双尖牙段狭窄，而下颌牙弓呈尖圆形或卵圆形，上、下牙列后牙反𬌗，所以在术前正畸治疗时，宜开展上牙弓，解决上、下牙列宽度不调的问题。

对于牙性反𬌗，上颌牙弓稍显狭窄，上颌后牙舌向倾斜，可用矫治装置扩大上颌牙弓，颊向移动上后牙，矫治后牙反𬌗。活动矫治器，如分裂基托矫治器或分裂螺旋开大器，均可用来缓慢扩弓、颊向移动上后牙。

如果要同时开展后牙向颊侧、切牙向唇侧，可将塑料基托分为3块，这样两个螺旋同时加力，可以同时开展上颌前后牙弓段。若后牙单侧反𬌗，上颌牙弓为不对称性狭窄，则可将分裂基托分为大小不同的两块，这样在开大螺旋时，基托小的一侧开展较基托大的一侧多，牙齿颊向移动也较多，以矫正单侧反𬌗。当上、下牙齿锁𬌗较紧，影响牙齿移动时，可在后牙𬌗面置𬌗垫，打开咬合锁𬌗，便于后牙反𬌗的矫治。

活动分裂螺旋开大器需要患者良好的配合，因患者可以自由摘戴矫治器，如患者不配合，则很难起效。用活动矫治器开大牙弓时，多不能与固定矫治器同时使用。

如果将螺旋开大器焊在带环上，则成为 Haas 型固定开大器，第一前磨牙和第一恒磨牙放置带环，而将螺旋开大器埋在塑料基托中。后来 Hyrax 将此开大器改进，仅用金属支架来固

定螺旋开大器。

Minn 型开大器与前两者作用方式相似，只不过开大器形式不同。粘于后牙𬌗面的螺旋开大器，是在后牙𬌗面增加塑料基托或者用铸造的𬌗面夹板，这样可以防止后牙的伸长。在开大上颌牙弓时，多会导致后牙伸长，而𬌗面夹板能防止后牙伸长，在下面高较大、下颌高角患者中更是如此。固定的螺旋开大器也采用慢速开展，一般每周开大 2 次，每月不超过 1 mm。在牙弓开展完成后，需要保持 2～3 个月。

固定"W"形舌弓或四角簧也可有效地开展上牙弓，解除牙性后牙反𬌗。四角簧由 0.95 mm（0.037 英寸）不锈钢丝弯制而成，本身是一种固舌弓，由于有 4 个螺圈而称为四角簧，弹性也较"W"形舌弓好。

扩弓辅弓也可用来开大上颌后部牙弓，辅弓用粗的不锈钢圆丝，通常为 0.80 mm（0.031 英寸）或 0.90 mm（0.035 英寸），在中线处可弯一个圈或竖直曲，便于结扎于两颗中切牙之间，末端插入口外弓管中，有时也可在辅弓的末端弯一个钩，挂于第一恒磨牙近中。如果仅需要扩大尖牙或双尖牙部位，也可将此扩弓辅弓截短至尖牙或双尖牙部位，末端弯钩挂于主弓丝上。

交互牵引是一种行之有效的矫正后牙反𬌗的方法。

2. 上颌牙弓狭窄的手术治疗

成年患者上颌牙弓狭窄，单纯用正畸方法扩弓难以打开腭中缝，只有通过手术的方式改变牙弓宽度。如果患者上颌需分块手术，则在 LeFort Ⅰ型截骨术时，扩展上颌牙弓宽度，一次性矫正上颌宽度、高度、长度三维方向的异常。若患者上颌不行分块截骨手术，或者上颌骨不行手术，或者患者上颌牙弓过于狭窄，则可采用手术辅助的上颌快速扩展法。有学者主张通过二期手术扩大牙弓：第一次手术辅助上颌快速扩展，解决宽度问题；第二次手术再解决上颌高度或长度问题。二期手术有两个优点：①术前正畸时矫正了牙弓宽度，使上颌 LeFort Ⅰ型截骨术较为简单，可整体移动上颌骨，减小手术的复杂性和危险性。②上颌腭扩展所致牙弓宽度的增加较 LeFort Ⅰ型分块截骨术扩展的牙弓更为稳定。

单侧后牙反𬌗多由不对称性上颌狭窄所致，采用手术辅助的快速扩展法会取得良好的效果。手术截开上颌牙弓一侧皮质骨，另一侧不必手术，打开快速扩弓螺旋时，由于支抗的不同（截骨侧支抗远较非截骨侧为小），截骨侧牙弓开展较对侧多，易于矫正上颌牙弓不对称性狭窄。

二、术后正畸治疗

（一）术后正畸治疗开始的时间

当骨愈合基本完成、颌骨处于稳定期时，即可开始术后正畸治疗。若术中采用骨内钢丝固定，临床骨愈合时间为 6～8 周。若为坚固内固定，3～4 周即可完成临床骨愈合。若骨愈合较慢，则术后正畸也相应推迟。

（二）牙列排齐

术后正畸治疗开始时，应同时拆除𬌗板和固定唇弓。因为固定唇弓和𬌗板用来共同维持牙𬌗稳定关系，𬌗板的存在，可使患者上、下颌牙齿有广泛的接触，固定唇弓又可防止牙齿的任何异常移动，所以在术后正畸治疗时拆除二者能使患者保持在术中所建立的正中𬌗位。如果单纯去除𬌗板，固定唇弓依然留在牙弓上，则会出现咬合干扰，牙列中仅有两三颗牙齿接触，咬合很不稳定，患者就会自动移动下颌位置，寻求舒适的𬌗位置，导致𬌗关系紊乱。

拆除𬌗板和固定唇弓后，重新黏结在术中或术后松脱的托槽和带环。若因带环、托槽的脱落，致牙齿位置异常，可在重新黏结托槽后，用高弹性弓丝（如镍钛丝、麻花丝、较细的不锈钢丝等）排齐牙列。如果牙齿位置正常，则换用 0.40 mm（0.016 英寸）不锈钢圆丝。0.40 mm（0.016 英寸）不锈钢圆丝为术后正畸常规应用的第一根工作钢丝。若上、下牙列需要增加前牙的控根移动，可用麻花方丝、镍钛方丝或 TMA 方丝等作为唇弓。

上颌第二恒磨牙术前多未黏结带环，术后正畸治疗开始，宜安装第二磨牙带环，通过排齐和整平，使其恢复正常的位置。

有些患者进行分块手术，术前正畸治疗分段进行，手术后牙列排列可能参差不齐，术后正畸治疗则可用连续高弹性弓丝排齐牙列。

（三）剩余间隙的关闭

颌骨分块手术、根尖下截骨术往往利用牙列中存在的间隙或拔牙间隙来进行，术后可能残留一些间隙，术后应该关闭这些残余间隙。若间隙较小，在牙列换用 0.40 mm（0.016 英寸）不锈钢丝时，以弹力橡皮链或弹力线关闭间隙。当间隙较大且需要控制牙齿的轴倾度时，可在术后正畸第二次或第三次复诊时，换用不锈钢方丝后，以间隙关闭曲或滑动机制关闭间隙。有时为了调整磨牙关系，可配合使用Ⅱ类或Ⅲ类颌间牵引。

（四）牙列的整平

由于正颌外科手术常常根据上、下前牙的位置和咬合关系进行，所以术后前牙的覆𬌗一般都正常。有些术前深覆𬌗患者，手术后前牙覆𬌗正常，后牙出现小开𬌗，此时即可使用垂直牵引，一般用上、下颌间的"盒"形牵引、"三角"形牵引、"W"形牵引、小Ⅱ类或小Ⅲ类牵引。可利用橡皮圈的弹性，使上、下牙列能很好地咬合在一起，以整平牙列。患者第二磨牙处于低位，术后没有咬合接触，可通过垂直牵引，使其咬合恢复正常。开𬌗患者，术后易于复发，应在术后正畸过程中，防止其复发。

（五）前牙前后向位置的调整

手术时，颌骨前后向的位置异常均能得以矫正，为了保证手术后结果的稳定，在术前正畸充分准备的情况下，要求手术时磨牙和尖牙均能达到Ⅰ类咬合关系。手术后，为了防止复发，必要时可做Ⅱ类或Ⅲ类牵引。通常在安氏Ⅲ类错𬌗手术后，施以轻的Ⅲ类牵引。有时，为了使牙齿达到良好的咬合关系，也可采用小Ⅲ类牵引，配合上、下颌垂直牵引（图 3-1），使牙齿顺着牵引力方向就位。在安氏Ⅱ类错𬌗手术后，施以轻的Ⅱ类牵引力，垂直牵引时，也可采用小Ⅱ类牵引。如果术后前牙覆盖异常，如覆盖过小（对刃𬌗或有反𬌗趋势）或覆盖过大（深覆盖），可辅以Ⅲ类或Ⅱ类颌间牵引，牵引力应大一些，唇弓换用粗的钢丝，多用不锈钢方丝。戴用颌间牵引时间宜稍长一些。

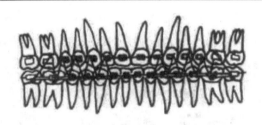

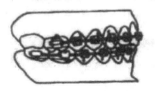

图 3-1　上、下颌垂直牵引

（六）牙弓宽度的调整

术后正畸治疗需对牙弓宽度加以特别关注。上颌牙弓狭窄患者，通过 LeFort Ⅰ 型截骨术扩增牙弓宽度使其恢复正常，但上颌牙弓术后 6 个月之内不稳定，容易复发，且上颌牙弓易塌陷。术后正畸在术后 1 ~ 2 个月开始，当固定唇弓拆除，换用细的不锈钢圆丝或高弹性镍钛丝等，很难维持上颌牙弓的大小，扩大的牙弓易复发缩窄，所以对于此类患者宜倍加小心。恰当的处置方法是用 0.036 英寸不锈钢圆丝弯成扩大辅弓，插入口外弓管，由于该辅弓与牙列中其他牙齿不接触，所以并不影响其他牙齿的垂直向移动。当后牙有反𬌗趋势时，也可使用该扩大辅弓，或用其他几种扩弓装置，矫正牙弓宽度不调。

术后正畸的时间一般为 3 ~ 6 个月，若超过 6 个月，则表明术前正畸治疗不理想，使术后正畸治疗复杂化。术后正畸与术前正畸最大的不同在于，术前正畸主要是消除𬌗干扰，利于手术进行，不要求牙列的精细调整，属于粗略的牙齿移动，而术后正畸则是牙𬌗的精细调整，术后正畸要解决牙列中存在的所有问题，使其达到理想的牙颌关系。

如果患者在术后正畸中戴用颌间牵引，一般在拆除矫治器之前，停止颌间牵引，观察4 ~ 6 周，若无复发倾向，再拆除矫治器附件。

第四章　口腔舒适化治疗药物

　　口腔舒适化治疗，是指患者在整个就诊过程中感受到的心理和生理上的无恐惧感和无痛苦感。无痛是口腔治疗的基本要求，舒适化则是现代口腔治疗的重要追求目标。

　　口腔治疗的全程舒适化主要包括四个方面，即术前镇静、术前麻醉、术中局部麻醉及术后镇痛。通过合理使用镇静催眠药、全身麻醉药、局部麻醉药和镇痛药，为患者打造最适合他们的个体舒适化治疗。

第一节　麻醉药物

　　麻醉是施行手术时为消除疼痛、保障患者安全、创造良好的手术条件而采取的方法，亦用于检查操作或控制疼痛。对于口腔舒适化治疗来说，术中局部麻醉是全程舒适化的关键环节。

　　局部麻醉是现代外科技术发展的里程碑。局部麻醉药是所有医疗领域药物中用于预防和管理疼痛最安全和最有效的药物，也是外科手术中能够直接阻止疼痛的药物。早在 1860 年，人们就在古柯树叶提取到了具有麻醉效果的可卡因。在解析分子结构，确定活性基团的基础上，1904 年合成了第一个酯类局部麻醉药——普鲁卡因。迄今为止，人们已合成了数十种具有不同特点的局部麻醉药。

　　虽然局部麻醉药可以有效地阻断口腔治疗过程中的疼痛感受，但是对于一些对疼痛极度敏感的患者或不能长时间配合治疗的患者如儿童、精神疾病患者，还需要采用丙泊酚、七氟烷等药物进行全身麻醉，以快速缓解患者痛苦，同时减少局部麻醉药用量和多次就诊的时间、费用。

一、局部麻醉药

　　局部麻醉药是指作用于神经末梢或神经干周围，可暂时性阻滞神经冲动的产生和传递，从而造成神经末梢所在区域感觉麻痹或神经干支配区域感觉及运动麻痹的一类药物。局部麻醉药的作用一般局限于给药部位，用于消除术中、术后及炎症引起的疼痛。随着其作用消失，外周神经功能也逐渐恢复。

　　局部麻醉药的作用机制与可逆性地封闭细胞膜上 Na^+ 通道从而抑制神经细胞膜去极化有关。局部麻醉药可在细胞膜内侧与某些位点可逆性结合并阻断 Na^+ 通道，从而暂时性阻滞神经冲动的产生和传递，造成神经末梢所在区域感觉麻痹，使该区域疼痛消失。临床上常用的局部麻醉药按化学结构可分为酯类和酰胺类。酯类局部麻醉药所含的对氨基化合物可形成半抗原并引起变态反应，而酰胺类局部麻醉药不能形成半抗原，故引起变态反应者较为罕见，因此，利多卡因、阿替卡因、甲哌卡因、丁哌卡因、丙胺卡因等酰胺类局部麻醉药在口腔临床应用更为广泛。

大多数注射用局部麻醉药都可使注射区域局部血管舒张，而局部血管扩张导致血液灌注增加，使得注射部位的局部麻醉药迅速扩散，麻醉时间缩短，增加了麻醉浓度，容易造成药物过量，从而引起毒性反应。为了减缓局部麻醉药的局部血管扩张作用，延缓其吸收，常在局部麻醉药中添加各类血管收缩剂。肾上腺素、去甲肾上腺素、苯赖加压素都是局部麻醉药中常用的血管收缩剂，国内最常用的血管收缩剂为肾上腺素。目前口腔临床最常用的含血管收缩剂局部麻醉药包括 4% 阿替卡因（含肾上腺素 1/100 000）及 2% 甲哌卡因（含肾上腺素 1/100 000）。

局部麻醉药使用注意事项：①局部麻醉前应详细询问患者既往用药史、疾病史及药物过敏史。向患者解释使用局部麻醉药的风险，在患者知情同意的情况下使用。②实施局部麻醉时的体位。因大多数老年人心、脑功能不够健全，易发生晕厥，而半卧位可改善脑供血，减轻心脏负荷，减少晕厥发生，因此老年人进行局部麻醉时宜采取半卧位。采取半卧位局部麻醉或手术时，要特别提防误吸或误吞。③局部麻醉药的使用。老年人局部麻醉最好不选用血管收缩药物。进行拔牙等口腔小手术通常采用 2% 利多卡因制剂进行传导麻醉，较大范围浸润麻醉可应用浓度为 0.25%、0.5%、1% 的利多卡因溶液。对老年人使用含肾上腺素的局部麻醉药时需十分谨慎，因肾上腺素可影响心、脑血管功能，应选用较低浓度的肾上腺素。使用时应该掌握局部麻醉药的剂量，注射前一定要回抽，避免误入血管，注射时缓慢推注。在实施局部麻醉过程中，应密切观察患者心血管功能的变化。

（一）利多卡因

利多卡因在 1943 年成功合成，是第一个合成的酰胺类局部麻醉药，也是迄今临床上应用最为广泛的局部麻醉药。利多卡因可以穿透黏膜，注射后在组织内弥散速度快，吸收迅速。对中枢神经系统有抑制作用，低浓度时使患者镇静、嗜睡、痛阈提高，但当血药浓度 > 5 μg/mL 时可引起惊厥。

1. 用法用量

（1）表面麻醉

常用 4% 溶液（幼儿为 2%），用于口腔、咽喉黏膜麻醉，每次剂量宜小于 100 mg。

（2）浸润麻醉

常用浓度为 0.5% ~ 1.0%，每次用量不宜超过 4.5 mg/kg，若加肾上腺素则不得超过 7.0 mg/kg。

（3）神经阻滞麻醉

常用浓度为 1% ~ 2%，每次用量不超过 200 mg。

利多卡因用于儿童时的用量应随个体而异，一次给药总量不得超过 4.5 mg/kg，常用 0.25% ~ 0.50% 溶液，特殊情况才可用浓度为 1.0% 的溶液。

2. 不良反应

大多情况下，利多卡因不良反应的发生都与剂量有关，常规剂量不良反应发生少，剂量过大可引起中毒反应。

3. 注意事项

利多卡因肝内代谢的去乙基代谢产物仍具有局部麻醉性能，毒性加大，因此剂量的控制十分重要。

（二）甲哌卡因

Ekstam 于 1956 年合成甲哌卡因，并于 1960 年开始用于临床。与利多卡因相比，甲哌卡因局部注射起效快，麻醉作用时间长，但穿透性能差，不宜用作表面麻醉。3% 甲哌卡因在牙髓麻醉持续时间为 20 ~ 40 min，软组织麻醉持续时间为 2 ~ 3 h。甲哌卡因适合以下两种情况：①不能使用肾上腺素的患者，如高血压、心脏病、哮喘患者。②只需要短麻醉持续时间（约 30 min）的口腔治疗或对牙髓麻醉深度要求不高的小手术。

1. 用法用量

成年人可按 6.6 mg/kg 计算每次最大注射剂量，一般不应超过 400 mg。儿童最大剂量计算公式为体重（kg）× 400 / 67.5，不得超过 180 mg。

2. 不良反应

本品常规剂量不良反应轻，但过大剂量中毒或出现特异质反应时，在心血管系统方面表现为心排血量减少、心搏徐缓、传导阻滞、低血压。

3. 注意事项

3% 甲哌卡因适用于部分心血管疾病的患者，但不适用于 3 岁以下儿童。

（三）丁哌卡因

丁哌卡因是长效、强效局部麻醉药，血浆蛋白结合率高达 95% 且无血管扩张作用，局部麻醉效果比利多卡因强 4 倍，麻醉维持时间比利多卡因长 1 倍，但同时其毒性为利多卡因的 3 ~ 4 倍。

1. 用法用量

（1）表面麻醉

常用 0.3% ~ 0.5% 软膏。

（2）浸润麻醉

常用浓度为 0.125% ~ 0.250%，每次剂量以 2 ~ 3 mg/kg 为宜。

（3）神经阻滞麻醉

常用浓度为 0.25% ~ 0.50%。不论何种给药方式，每次用量或 4 h 内用量均不宜超过 175 mg。

2. 不良反应

本品常规剂量一般对心血管系统功能无影响，但剂量过大时可引起中枢神经系统与循环系统严重中毒反应。

3. 注意事项

虽然丁哌卡因无血管扩张作用，但使用时仍可加入不超过 200 mg 的肾上腺素，这样可以减少中毒反应的发生。

（四）丙胺卡因

丙胺卡因属于中效麻醉药，无血管扩张作用。在肝脏的主要代谢产物甲苯胺可能引起高铁血红蛋白血症。本品在国外口腔治疗中使用较多，在国内较少。

1. 用法用量

（1）浸润麻醉

常用浓度为 0.5% ~ 1.0%，1 ~ 2 min 起效，作用时间为 1.0 ~ 1.5 h。

（2）神经阻滞麻醉

一般浓度在 1.0% ~ 3.0%，5 min 左右起效，作用时间为 2 ~ 3 h。每次的最大剂量均为 600 mg。

2. 不良反应

高铁血红蛋白过量会引起头晕、乏力、心动过速，对婴儿及心、肺功能不全者可造成不良后果。

3. 注意事项

贫血、先天性高铁血红蛋白血症患者禁用，孕妇慎用。

（五）阿替卡因肾上腺素注射液

阿替卡因肾上腺素注射液为复方制剂，其组分为 4% 阿替卡因（含肾上腺素 1/100 000），适用于涉及切骨术及黏膜切开的外科手术。

阿替卡因具有酰胺功能基团，可以在注射部位阻断神经冲动沿神经纤维的传导，起局部麻醉作用。在阿替卡因溶液中添加 1/100 000 肾上腺素可以延缓麻醉剂进入全身循环，维持活性组织浓度，同时减少手术时的出血。其局部麻醉作用在给药后 2 ~ 3 min 出现，可持续约 60 min。牙髓麻醉时可缩短 1/3 ~ 1/2 的手术时间。颊黏膜注射后 30 min 内出现阿替卡因血药浓度峰值。

1. 用法用量

本品通常用于局部浸润或神经阻滞麻醉，以及口腔内黏膜下注射给药。注射前需反复抽回血以检查是否误入血管，尤其在进行神经阻滞麻醉时。注射速度不得超过 1 mL/min。本品适用于成人及 4 岁以上儿童，不适用于 4 岁以下年龄组。

4 岁以上儿童，必须根据年龄、体重、手术类型使用不同的剂量。阿替卡因儿童每日最大用量为 5 mg/kg，儿童平均使用剂量（以 mg 计）为儿童的体重（kg）× 1.33。

成人给药剂量必须根据手术需要确定。对于一般性手术，通常给药剂量为 0.5 ~ 1 支。阿替卡因成人每日最大用量为 7 mg/kg。老年人用药量为成人剂量的一半。与其他局部麻醉药一样，阿替卡因用于哺乳期妇女会有极微量从乳汁分泌，但麻醉结束后，可以继续哺乳。

2. 不良反应

本品过敏反应少见，其中含有的焦亚硫酸钠可能引起过敏反应。

3. 注意事项

①因酰胺类麻醉药主要由肝脏代谢，严重肝功能不全患者需降低剂量。②同所有的口腔麻醉剂一样，使用该药的患者有可能会出现晕厥。③由于本品含 1/100 000 肾上腺素，高血压或

糖尿病患者慎用，因其可能引起局部组织坏死。④本品有引起各种咬合（唇、颊、黏膜、舌）的危险，建议患者在感觉恢复前不要咀嚼口香糖或食物。⑤避免注射于感染及炎症部位，因其可降低局部麻醉效果。

（六）盐酸甲哌卡因 / 肾上腺素注射液

本品属复方制剂，其组分为 2% 盐酸甲哌卡因（含肾上腺素 1/100 000），主要用于口腔及牙科治疗中的局部浸润麻醉（神经传导阻滞型）。

1. 用法用量

本品应区域注射，不得静脉注射。成人最大使用剂量为 6.6 mg/kg。具体情况视麻醉范围和麻醉技术而定。

2. 不良反应

盐酸甲哌卡因有抑制或亢奋作用，可导致患者出现眼球不自主运动、妄语、头痛、恶心等症状；呼吸系统方面可导致患者出现呼吸困难，甚至呼吸暂停；心血管系统方面可导致患者出现心动过缓、低血压等。

3. 注意事项

①注射速度应 < 1 mL/min。②服用复方三环类抗抑郁药及接受单胺氧化酶抑制剂治疗的患者严格禁用。③老年患者因肾功能下降，应特别注意剂量，并且及时监测肾脏功能。④ 4 岁以下儿童不适用。⑤ 4 岁以上儿童的用药剂量视年龄、体重及所用具体治疗方式而定。

（七）盐酸利多卡因注射液

单纯的盐酸利多卡因注射液在临床治疗中存在麻醉效果不明显、时间短、不良反应较多等弊端，在利多卡因中滴注肾上腺素配成新型的麻醉药剂，则能发挥更好的麻醉作用。国内口腔医师通常将盐酸利多卡因及盐酸肾上腺素按比例混合，配制成含肾上腺素 1/200 000 ~ 1/50 000 的盐酸利多卡因注射液用于口腔局部麻醉。

国外已有含肾上腺素盐酸利多卡因的商品制剂。口腔科常使用的产品主要为 2% 利多卡因加 1/100 000 的肾上腺素及 2% 利多卡因加 1/50 000 的肾上腺素。两种产品均为中效局部麻醉药，麻醉时间为在牙髓中持续 60 min，在软组织中持续 180 ~ 300 min。虽然含高浓度（1/50 000）肾上腺素可能具有良好的治疗效果（如更强的止血作用），但是否可以作为常规使用仍有疑问。

1. 用法用量

本品中利多卡因用量不得超过 7mg/kg。

2. 不良反应

本品作用于中枢神经系统时，主要表现为嗜睡、无意识甚至呼吸骤停；作用于心血管系统时，主要表现为心动过缓、低血压，也可能会导致心搏骤停。

3. 注意事项

本品与其他局部麻醉药类似，不良反应的发生一般都与局部麻醉药的剂量有关，因此应严格按照说明书中剂量使用。

肾上腺素的缩血管作用被认为有增加心率、增加冠心病患者心血管意外的风险，但目前口腔临床常用的局部麻醉药含肾上腺素的量基本在 1/100 000 左右,并不会对心血管系统造成特别大的影响。对于心血管疾病患者来说,术中心电监护时,部分指标在肾上腺素的影响下会有一定范围的波动。

口腔医师在术前应做好患者情况评估,确定局部麻醉药使用剂量,利用镇静催眠药缓解患者焦虑情绪,术中操作轻柔,同时做好心电监护,术后对手术伤口较大且有明显炎症或全身情况差的老年患者,如糖尿病患者、心脏瓣膜病患者,可给予消炎镇痛药作为预防性治疗。对于心脏瓣膜病的老年患者,应在术前 30 min 左右及术后常规给予抗菌药物,以防止发生亚急性细菌性心内膜炎。

二、全身麻醉药

全身麻醉药是能可逆性抑制中枢神经系统功能,引起感觉、意识和反射消失及骨骼肌松弛,以便进行外科手术的药物。按照给药方式不同,全身麻醉药可分为吸入性麻醉药和静脉麻醉药两大类。

牙科全麻技术(DGA)是指通过合理使用麻醉药物使患者进入无意识状态,完全没有能力自主保持生理功能,但同时需要在严密的监护下进行牙科治疗的一种行为管理技术。一般来说,DGA 的适应证包括:①由于心理问题和(或)精神、身体或医学上的残疾而导致不能合作的患者。②局部麻醉无效的患者。③极度不合作、恐惧、焦虑或无法沟通的儿童或青少年患者。④需要重大手术的患者。⑤应用全身麻醉可以保护精神心理和(或)减少医疗风险的患者。⑥需要即刻进行复杂的口腔或牙科治疗的患者。DGA 的禁忌证包括:①需要最小限度的牙科治疗的健康、合作的患者。②存在医学上不宜进行全身麻醉的身体条件者。

针对儿童患者,离院时应给家属书面的注意事项,包括饮食、刷牙等。如拔牙较多,可预防性给予抗生素和镇痛药物,并留电话以便随时联系。部分儿童会出现术后鼻出血、咽部疼痛、一过性低热、牙齿疼痛或咀嚼不适、口腔黏膜溃疡等不良反应,对症处理即可。所有治疗记录、麻醉记录等都要认真书写并妥善保存。

通常老年患者进行全身麻醉术后会出现精神状态、社交活动和认知功能的改变。认知功能的改变可能会持续数周或长久存在,特点是情绪波动较大,多次出现幻觉、错觉,易被激怒,躁动不安。这种变化称为术后认知功能障碍(POCD),目前认为可能是药物通过改变脑内多巴胺和乙酰胆碱的含量引发的,增加胆碱活性可改善认知功能。拟胆碱药及胆碱酯酶抑制药为目前治疗 POCD 常用的药物,包括多奈哌齐、利凡斯的明、加兰他敏等。一些镇静安定药与钙拮抗药也能用来改善认知功能。

(一)静脉麻醉药

静脉麻醉药为非挥发性全身麻醉药,主要经静脉注射给药。相较于吸入性麻醉药,静脉麻醉药麻醉深度不易掌握,排出较慢,一般仅适用于短时间、镇痛要求不高的小手术。其单独使用范围不广,临床上常用于吸入性麻醉的诱导及复合全身麻醉。静脉麻醉药中以丙泊酚最为常用,其次为硫喷妥钠和依托咪酯。

1. 丙泊酚

丙泊酚又名异丙酚,为烷基酚类的短效静脉麻醉药。静脉注射后迅速分布于全身,40 s 内可致睡眠，其进入麻醉迅速、平稳，苏醒快（$t_{1/2}$ 为 1.8 ～ 8.3 min）且完全。

（1）用法用量

目前临床使用的丙泊酚为乳白色脂肪乳剂，内含 1% 丙泊酚，可用于全身麻醉的诱导与维持。全身麻醉诱导剂量为 2.0 ～ 2.5 mg/kg，应于 30 ～ 45 s 注射完，全身麻醉维持剂量为 4 ～ 12 mg/（kg·h），老年人用量应酌减。也常以小剂量用于临床镇静术，主要用于 ICU 患者及机械通气患者的镇静等。针对注射部位的疼痛，可先用 1% 利多卡因 2 mL 注射后再注入丙泊酚，基本上即可消除疼痛。注射速度可以按 40 mg/10 s 缓慢推注，注意随时观察患者呼吸和血压的变化。遇到年老、体弱或者心功能不全的患者时，应减量、缓慢注射，减速至约 20 mg/10 s。

（2）不良反应

本品用于全身麻醉诱导时，呈剂量依赖性的呼吸和循环功能抑制，主要表现为对心肌的直接抑制作用及血管舒张作用，可导致明显的血压下降、心率减慢、外周阻力和心排血量降低。

（3）注意事项

本品使用前需摇晃，以使药物均匀，且安瓿瓶打开后不宜贮存再用。此药只能用 5% 葡萄糖注射液稀释，比例不能超过 1：5。当大剂量、快速注射或用于低血容量者及老年患者时，有引起严重低血压的危险。反复注射或静脉持续输注时体内有蓄积，有肝肾疾病者慎用。妊娠期和哺乳期妇女以及 3 岁以下儿童慎用。

2. 硫喷妥钠

硫喷妥钠属超短效作用的巴比妥类药物，常用于诱导麻醉、静脉麻醉、基础麻醉及复合麻醉等。注射后很快进入脑组织，麻醉作用迅速。该药可降低脑血流量和脑代谢，麻醉期不升高颅内压。

（1）用法用量

静脉麻醉注射：成人一次按 3 ～ 5 mg/kg，老年人应减量为 2.0 ～ 2.5 mg/kg。

基础麻醉肌内注射：小儿一次按 5 ～ 10 mg/kg。

每次全身麻醉不得超过 20 mg/kg，即成人不得超过 1 g。

（2）不良反应

本品可诱发喉头和支气管痉挛，用药前皮下注射硫酸阿托品可预防。

（3）注意事项

本品麻醉作用时间短且容易引起呼吸抑制，镇痛作用和肌肉松弛作用弱，支气管哮喘者禁用。

3. 依托咪酯

依托咪酯属咪唑类衍生物，为快速催眠、超短效的静脉麻醉药，静脉注射后 20 s 即产生麻醉，持续时间约 5 min，主要用于诱导麻醉。

（1）用法用量

本品适用于年老体弱和危重患者的麻醉，常用剂量为 0.3 mg/kg，应于 15 ～ 60 s 静脉注射完毕。

（2）不良反应

①本品注射后可出现阵发性肌收缩。②本品对静脉有刺激性。③术后易导致恶心、呕吐。④反复用药或持续静滴后可能抑制肾上腺皮质功能。

（3）注意事项

依托咪酯具有镇静、催眠和遗忘作用，但无镇痛与肌肉松弛作用，短期麻醉时本品需与镇痛药合用。

（二）吸入性麻醉药

吸入性麻醉药多数为挥发性液体（如醚类等），均由呼吸道进入人体后发挥麻醉作用。

1. 七氟烷

七氟烷又称七氟醚，麻醉诱导期短，苏醒迅速，深度易于控制，对心血管系统的影响较小，能增强和延长非去极化肌肉松弛药的作用。本品对呼吸道无刺激，可用于儿童及成人的全身麻醉诱导和维持。

（1）用法用量

一般情况下可采取平卧位，8% 七氟烷可随氧流量为 5 L/min 的氧气吸入，直到患者安静、睫毛反射消失，呼吸平稳后经鼻吸入 2% ～ 3% 浓度以维持麻醉。口腔治疗结束后停止吸入七氟烷并停用所有麻醉药物，吸出口内分泌物及血液等，以保证呼吸道通畅、无异物。术后应将患者置于复苏室观察并吸氧，直至完全清醒。恢复过程中均应行监护仪监护。

（2）不良反应

本品可能会引起血压下降、心律失常、恶心及呕吐。术后可能会引起患儿兴奋、不安静、哭闹及恐慌。

（3）注意事项

本品吸入期间切勿过度通气，否则苏醒过程中可能会出现中枢性兴奋或惊厥。肝胆疾病及肾功能低下者慎用。患者本人或家属有卤化麻醉药过敏史及恶性高热者禁用。

2. 异氟烷

异氟烷又称异氟醚，常用于全身麻醉维持，可用于肝肾功能减退患者的麻醉。

（1）用法用量

成人全身麻醉诱导时浓度一般为 1.5% ～ 3.0%，维持浓度为 1.0% ～ 1.5%，儿童酌减。

（2）不良反应

本品单纯吸入有刺激性，会引发患者咳嗽和屏气；深度麻醉下可引起低血压，呼吸抑制。高浓度吸入时可扩张冠状血管，有可能产生盗血综合征。术后可出现寒战、恶心、分泌物增加等不良反应。

（3）注意事项

本品对老年人心血管抑制明显，应慎用。冠心病患者用药可能会局部发生心肌缺血。儿童用药后呼吸系统的不良反应会比较明显。严重的心肺功能不全、肝肾功能损害、癫痫发作及颅内压高的患者慎用或禁用。

第二节　镇静催眠药

在牙科治疗中，生理上的疼痛易引起心理上的"痛"，即畏惧。"牙科畏惧症"是患者在牙科治疗过程中所特有的忧虑、紧张、害怕的心理，在行为上表现为耐受性降低、敏感性增高甚至是躲避治疗，有时会导致病情加重或其他疾病的发生，反而给患者带来更大痛苦。针对轻度牙科畏惧症患者及伴随系统性疾病的老年患者，术前的精神放松是十分重要的，因此镇静催眠药在口腔临床中的应用也日益广泛。

镇静催眠药对中枢神经系统具有广泛的抑制作用，能阻断脑干网状系统的传导功能，使大脑皮质细胞从兴奋转入抑制，从而呈现镇静催眠作用。一般来讲，镇静和催眠并无严格的区别，常因剂量不同而产生不同效果。一般小剂量时起到镇静作用，用于焦虑、紧张等的治疗；中等剂量时可诱导睡眠，用于单纯性失眠症的治疗；大剂量时则产生麻醉和抗惊厥作用；过量时会引起呼吸中枢的抑制。口腔临床常用的镇静催眠药包括水合氯醛以及具有较强镇静作用的吸入性麻醉剂氧化亚氮、巴比妥类、苯二氮䓬类药物等。

老年人药物耐受性低，对镇静催眠药很敏感，易出现呼吸、循环抑制，所以镇静催眠药用量宜很小，以对呼吸、循环无明显影响为佳。该类药物也有成瘾性，突然停药时可出现戒断症状，需控制使用时间，或与其他镇静催眠药物交替使用，或间歇性给药。

一、水合氯醛

水合氯醛是最早应用于临床的镇静催眠药，起效迅速，15 min 就可产生镇静效果，药效可维持 4 ~ 8 h。此药在儿童牙科已应用多年，但单独使用对重度焦虑的成人效果不佳。如果使用得当，则安全性较高。其他镇静催眠药用于老年患者时能引发恢复期延长或暂时性失去知觉等不良反应，因此推荐使用水合氯醛。

（一）用法用量

治疗前 1 h 按 50 ~ 70 mg/kg 给药，在初始剂量使用 30 min 后再次服用 60 mg/kg。根据焦虑的程度和治疗持续时间不同，水合氯醛可与羟嗪（0.6 mg/kg）和哌替啶（1 ~ 2 mg/kg）联合应用，联合应用剂量要根据患者个体的生理和药理学反应及临床状态而做适当调整。水合氯醛联合 40% $N_2O–O_2$ 是一种安全有效的麻醉方式。

（二）不良反应

本品不良反应主要为口服时对胃黏膜的刺激作用，会引起恶心、呕吐等；偶见过敏反应；长期服用有成瘾性与耐受性。

（三）注意事项

肝脏、肾脏、心脏功能障碍及消化性溃疡者禁用。

二、氧化亚氮

牙科治疗应用氧化亚氮镇静和麻醉已有 150 多年的历史。在牙科治疗过程中，患者在清醒状态下吸入氧化亚氮和氧气是目前国际上公认的安全、有效且易被患者接受的方式，在全球范围内得到了广泛的应用。

氧化亚氮又名笑气，为无色、微甜的惰性有机气体，化学性能稳定，不易燃烧或爆炸，是毒性最小的吸入性麻醉剂。本品诱导期短，镇痛效果好，对呼吸道及机体各重要器官均无明显的刺激性。本品全身麻醉效能较弱，单用只适用于拔牙、骨折整复、脓肿切开、外伤缝合等小手术。

（一）药理作用

1. 镇痛作用

有研究显示，20% 氧化亚氮和 80% 氧气的混合气体的镇痛效果相当于 15 mg 吗啡的镇痛效果；大多数患者吸入 30% ～ 40% 的氧化亚氮可获得满意效果；吸入氧化亚氮可提高痛阈，减轻疼痛但不阻断疼痛。

2. 抗焦虑作用

本品可减轻或消除有牙科焦虑患者的焦虑，对无牙科焦虑的患者可预防牙科焦虑，使患者放松、舒适、合作，尤其对幼小患儿日后的牙科治疗有积极的良性推动作用。

3. 遗忘作用

遗忘作用指患者在完成治疗后不能完全、确切回忆当时的情况，并且对时间的长短有一个错误的判断，往往意识不到时间的流逝，认为在很短的时间内配合完成了一个实际上很长时间的治疗操作。

（二）用法用量

通常以 65% 氧化亚氮及 35% 氧气混合，混合气体采用封闭方式或借麻醉机吸入，总流量控制在 1.6 L/min 以内。使用时必须备有准确可靠的氧化亚氮和氧气流量表，否则不能使用，并随时注意有无潜在缺氧的危险。

（三）不良反应

过量吸入氧化亚氮可引起低血压、头晕、呕吐或嗜睡等。长期接触能引起外周性神经病、下肢麻木感和（或）肌无力、肾血流中度减少和肾功能障碍，并发骨髓抑制和巨幼红细胞贫血。

（四）注意事项

麻醉终止后应吸入纯氧 10 min，以防止缺氧。老年患者常常伴有低血容量性休克或心脏病，吸入氧化亚氮后可引起严重的低血压。有肺血管栓塞、气胸、气腹、肠梗阻、肠胀气的患者禁用。氧化亚氮还具有轻度的致幻作用，使用时一定要注意控制流量，且必须由专职麻醉医师使用。

三、咪达唑仑

咪达唑仑为短效水溶性的苯二氮䓬类药物，主要作为麻醉前给药用于抗焦虑、镇静。本品与苯二氮䓬类受体结合的亲和力是地西泮的 3 倍。本品起效快而半衰期短（$t_{1/2}$ 为 1.5 ～ 2.5 h），无耐药性和戒断症状或反跳。其对呼吸、循环功能影响小并能降低颅内压，随着剂量的递增，相继出现镇静、催眠、抗焦虑、抗惊厥、抗癫痫、中枢性肌肉松弛作用。

（一）用法用量

本品剂型为片剂或注射液。对于儿童患者，可将咪达唑仑注射液按照 0.20 mg/kg 诱导麻醉。儿童口服咪达唑仑的半衰期为 30 min。对于成人，咪达唑仑剂量不能超过 20 mg。0.5 mg/kg 咪达唑仑与 50 mg/kg 的水合氯醛药效相当。

（二）不良反应

本品大剂量时可出现呼吸抑制和血压下降。

（三）注意事项

①本品与降压药同用时可增强降压作用，因此咪达唑仑用于老年高血压患者时应当注意监测血压。②老年患者进行具有危险性的手术时，可推荐应用咪达唑仑，但可能会出现意识模糊或定向力障碍，应注意监测生命体征。③咪达唑仑注射速度宜缓慢，应根据临床需要、患者生理状态和年龄、配伍用药情况来确定剂量。④在使用咪达唑仑或地西泮出现并发症时，可使用苯二氮䓬类药物的拮抗药氟马西尼。⑤对于 ≤ 65 岁的患者，如果使用咪达唑仑联合镇静剂或其他中枢神经系统抑制剂镇静时，咪达唑仑剂量可减少 30%；对于 > 65 岁的患者，咪达唑仑剂量至少减少 50%。

四、劳拉西泮

劳拉西泮属短至中等半衰期苯二氮䓬类药物，重复给药蓄积作用甚小。本药经肾脏排泄，停药后能快速消除。口腔临床中常用来抗焦虑、镇静催眠，是麻醉前的辅助用药。

（一）用法用量

口服：成人抗焦虑一般每次 1 ~ 3 mg，每日 2 ~ 3 次；年老体弱者应减量。12 岁以下儿童安全性与剂量尚未确定。

（二）不良反应

本品常见的不良反应为眩晕、乏力、步态不稳；少见不良反应包括头疼、恶心，有时会有皮肤症状、一过性遗忘等。这些不良反应一般会随着治疗的继续而逐渐减轻或消失。

（三）注意事项

长期应用本品易形成药物依赖，因此不宜大量长期使用。妊娠期尤其是妊娠期前 3 个月最好不用，哺乳期也不宜服用本品。老人、肺功能不全患者慎用。本品也可能导致药物热或肝肾功能损害。服药期间不能饮酒或同时使用其他中枢神经抑制药。

五、坦度螺酮

坦度螺酮属氮杂螺酮类药物，口服吸收较好。较长时间连续服用后，药物在体内无蓄积，安全性高。

（一）用法用量

本品常用量为每次 10 mg。根据患者情况可适当增减剂量，但每日用药量不得超过 60 mg。

（二）不良反应

本品常规剂量下不良反应轻微，常见的一般不良反应为嗜睡、眼花、食欲减退等，停药后即消失。

（三）注意事项

心功能和肝肾功能不全者慎用。老年患者初始用药减量。

第三节　口腔镇痛药物

临床上几乎各种口腔治疗都会给患者带来不同程度的疼痛，应用镇痛药物是对抗这类疼痛的基本方法。

理想的镇痛药物应选择性地缓解疼痛而不影响其他感觉、意识和生理功能，且不妨碍其他疾病的诊断。口腔临床常用的镇痛药物主要为非甾体类解热镇痛药，中、重度疼痛或癌痛可应用阿片类镇痛药。

一、解热镇痛药

解热镇痛药具有解热、镇痛作用，大多数还有抗炎、抗风湿作用，因其化学结构与肾上腺皮质激素不同，又称为非甾体类抗炎药（NSAIDs）。其作用机制是通过抑制合成前列腺素（PG）所需要的环氧合酶（COX），影响花生四烯酸转化为前列腺素，使前列腺素的合成减少，从而抑制发热、疼痛和炎症反应。同时，NSAIDs 可以使白三烯的合成增加，易诱发哮喘等疾病。

（一）作用

1. 镇痛作用

本类药物对头痛、牙痛、肌肉痛、关节痛、神经痛及月经痛等中等程度的钝痛效果较好，对轻度癌性疼痛也有较好的镇痛作用，但对外伤性剧痛及内脏平滑肌绞痛无效。本类药物镇痛作用部位主要在外周，部分药物具有一定的中枢性镇痛作用。长期服用本品也极少成瘾。

2. 解热作用

本类药物仅使发热患者的体温下降至正常，对正常体温无明显影响。

3. 抗炎、抗风湿作用

本类药物可抑制前列腺素合成，从而使炎症缓解。抗风湿作用主要与抗炎作用有关，另外，与解热、镇痛作用亦有关。

4. 抗血小板聚集作用

阿司匹林等能抑制环氧合酶，从而使由环氧合酶催化产生的血栓素 A_2（TXA_2）生成减少（TXA_2 在体内能加速血小板聚集），临床上作为预防血栓形成用药。

（二）常用药物

1. 布洛芬

布洛芬被认为是最安全的非甾体类抗炎药。其口服吸收好，血浆中 $t_{1/2}$ 为 2 ~ 2.5 h，用于治疗牙痛、头痛、术后疼痛等，适用于轻度至中度钝性疼痛的治疗。

（1）用法用量

布洛芬非缓释制剂：成人每次 0.2 ~ 0.4g，每日 3 次。儿童每次 5 ~ 10 mg/kg，每日 3 ~ 4 次。布洛芬缓释胶囊：成人每次 0.3 g，每日 2 次。

（2）不良反应

本品最常见的不良反应为胃肠道反应，多为轻度的消化不良，也可引起恶心、呕吐、厌食等症状。年老体弱患者如服用不当，可引起大量出汗、虚脱等。

（3）注意事项

①孕妇、哺乳期妇女、哮喘患者禁用。②消化道溃疡、高血压、凝血功能缺陷者慎用。③本品应避免与抗凝药合用。④本品与阿司匹林有交叉过敏反应，可引起中毒性弱视，对孕妇可引起产程延长及难产。⑤为避免药物性胃肠道反应的发生，老年人服用剂量要偏小些，不宜空腹服用，且不要长期服用，需遵医嘱。

2. 洛索洛芬

洛索洛芬在口腔科一般用于手术后、外伤后及拔牙后的镇痛和消炎等，可缓解急性、中度、轻度疼痛。

（1）用法用量

成人一般每次 60 mg，每日 3 次。

（2）不良反应

同布洛芬。

（3）注意事项

①本品不宜空腹服用，应随年龄及症状适宜增减剂量或遵医嘱服用。②本品与香豆素类抗凝剂、磺酰脲类降糖药同时应用时有协同作用，会增加这些药物的作用，应减量使用。③本品与噻嗪类利尿剂合用时能减弱这些药物的利尿、降压作用。④本品应避免与阿司匹林等其他非甾体类抗炎药合用。⑤根据控制症状的需要，在最短治疗时间内使用最低有效剂量，可以使不良反应降到最低。⑥本品可导致高血压症状加重，因此高血压患者应慎用。在开始应用本品治疗和整个治疗过程中应密切监测血压。

因为非甾体类解热镇痛药与阿片类药物有镇痛的相加或协同作用，制成合剂后单药剂量减少，可达到加强镇痛作用、减少不良反应的目的。常用制剂有可待因 / 双氯芬酸钠复方片，双氢可待因 / 对乙酰氨基酚复方片，对乙酰氨基酚 / 羟考酮复方片和曲马多 / 对乙酰氨基酚片。成人用法均为口服，每次 1 ~ 2 片，每日 2 ~ 3 次。

二、阿片类镇痛药

阿片类镇痛药因连续多次应用后有成瘾性等不良反应，故又称"麻醉性"镇痛药。本类药品多通过激动阿片受体而产生镇痛和呼吸抑制作用。阿片受体主要为 μ、κ 和 δ 受体。此类镇痛药的镇痛作用、呼吸抑制作用、欣快感和成瘾性主要与 μ 受体有关。

阿片类镇痛药主要分为三类：①阿片碱类镇痛药，如吗啡、可待因等。②人工合成镇痛药，如哌替啶、芬太尼、美沙酮、喷他佐辛等。③具有镇痛作用的其他药，如曲马多、布桂嗪、左旋延胡索乙素等。

阿片类镇痛药可用于中度到重度口腔颌面部疼痛的治疗。其镇痛作用强大，但长期使用可致依赖（成瘾）性，突然停药可出现戒断症状，因此不宜长期使用；可直接兴奋位于延髓的呕吐化学感受器而引起患者出现恶心和呕吐症状，应用止吐剂可减轻消化道反应；药物过量和中毒时可引起呼吸抑制，老年人因对药物清除作用缓慢，尤其易出现呼吸抑制，用量应低于常用量。

硫酸吗啡缓释片是阿片类镇痛药的典型代表，通过模拟脑啡肽激活中枢神经阿片受体而产生药理作用，具有强大的镇痛作用，对一切疼痛均有效。本品在镇痛的同时有明显镇静作用，有时产生欣快感，可改善疼痛患者的紧张情绪。一次给药后镇痛作用可持续 4 ~ 6 h。

用法用量：本品服用时必须整片吞服，不可掰开、碾碎或咀嚼。成人每隔 12 h 服用 1 次，用量应根据疼痛的严重程度、年龄及镇痛药物的使用确定，个体间可能存在较大差异。初始剂量宜从每 12 h 服用 10 mg 或 20 mg 开始，再根据镇痛效果调整剂量，最终达到缓解疼痛的目的。

不良反应：本品不良反应多样，常见的有瞳孔缩小、便秘、排尿困难、直立性低血压、嗜睡、头痛、恶心、呕吐等。

注意事项：①本品连续使用 3 ~ 5 d 即产生耐药性，1 周以上可致依赖（成瘾）性，需慎重使用。②本品过量可致急性中毒，表现为昏迷、深度呼吸抑制及针状瞳孔，呼吸麻痹是致死的主要原因，应及时行人工呼吸、适量给氧以及静脉注射阿片受体阻断药纳洛酮。

第五章　口腔疾病抗感染用药

第一节　口腔颌面部感染性疾病用药

口腔颌面部位于消化道与呼吸道的起端，通过口腔和鼻腔与外界相通，这些部位的温度、湿度均适宜细菌的寄居、滋生与繁殖，更易发生感染。

口腔颌面部感染的治疗要从全身和局部两个方面考虑。对于轻度感染，局部治疗可能治愈。对于口腔颌面部感染并发全身中毒症状时，应在局部处理的同时全身给予支持治疗，并及时有针对性地给予抗菌药物。治疗中选择有效的抗菌药物非常重要。临床上一般先根据诊断结果、感染来源、临床表现、脓液性状和脓液涂片革兰染色等确定致病菌，然后选择抗菌药物。但对严重感染者，应在治疗前进行细菌培养和药敏试验，作为治疗过程中药物调整的依据。

近年来，由于抗菌药物的滥用导致大量耐药菌的出现，因此制订行之有效、合理的个体化用药方案尤为重要。为保证药物在体内能发挥最大药效，杀灭感染灶致病菌，应根据药动学和药效学（PD）相结合的原则给药。

各种抗菌药物对不同致病菌具有不同的抗菌活性和药动学特点，因此其临床疗效亦不相同。抗菌药物的体内杀菌活性可分为浓度依赖性和时间依赖性。

浓度依赖性即药物浓度越高，杀菌活性越强。此类药物通常具有较长的抗菌药物后续作用及抗生素后效应（PAE）。抗生素后效应是指抗生素或抗菌药物作用于细菌一定时间停止接触后，其抑制细菌生长的作用仍可持续一段时间，此时间即为 PAE。对于浓度依赖性抗菌药物，其血药峰浓度（C_{max}）和最小抑菌浓度（MIC）比值（C_{max}/MIC）以及 AUC 与 MIC 之间的比值（AUC/MIC）为该类药物的重要 PK/PD 参数。属此类型者有氨基糖苷类、氟喹诺酮类、两性霉素 B、达托霉素、甲硝唑等。

时间依赖性是指药物浓度在一定范围内与杀菌活性有关。通常在药物浓度为 MIC 的 4～5 倍时，杀菌速率达饱和状态，药物浓度继续增高时其杀菌活性及速率并无明显改变，但杀菌活性与药物浓度超过细菌 MIC 时间的长短有关。血液或组织内药物浓度低于 MIC 时，细菌可迅速重新生长繁殖。此类药物通常无明显 PAE。对于时间依赖性抗菌药物，体内药物浓度超过 MIC 的时间是重要的 PK/PD 参数。β-内酰胺类抗生素，包括青霉素类、头孢菌素类、碳青霉烯类、氨曲南等均属此类。还有一些药物属于时间依赖性，但其杀菌作用呈现持续效应，有明显的 PAE，属此类型者有阿奇霉素、克拉霉素、四环素类、万古霉素、克林霉素、利奈唑胺等。

在治疗口腔颌面部感染时，除根据患者感染部位、感染严重程度和致病菌种类选用抗菌药物外，还应参考抗菌药物的 PK/PD 参数制订给药方案。例如，对于时间依赖性的 β-内酰胺类抗生素等半衰期短者，应一日多次给药（个别除外）或延长静脉滴注时间（静脉制剂），使药物浓度超过 MIC 的时间延长，以达到最佳临床和细菌学疗效；对于浓度依赖性的氨基糖苷类、氟喹诺酮类，则可减少每日给药次数，增加每次给药剂量。

近年来提出了评价抗菌药物药效学的新指标——防突变浓度（MPC）。MPC 是指采用琼脂稀释法，在高接种量（$> 1 \times 10^{10}$）细菌下进行药敏试验，不出现菌落生长的平板中的抗菌药物浓度。MPC 和 MIC 范围称为突变选择窗（MSW）。当血药浓度高于 MPC 时，细菌生长须同时发生两次或两次以上耐药突变，因此不仅可使治疗成功，细菌也很难出现耐药突变体的选择性富集。药物浓度处于 MSW 内时临床治疗成功率高，但很容易出现耐药突变体的选择性富集。血药浓度低于 MIC 时治疗无效，但不会导致耐药突变体的选择性富集。

一、口腔感染的药物治疗

口腔感染原复杂，多与口腔内的定植菌有关，常见的致病菌主要有链球菌属、放线菌属、口腔幽门螺杆菌、普雷沃菌、梭杆菌属等。所致疾病主要包括牙周炎、急性根尖周炎、牙周脓肿、急性坏死性溃疡性牙龈炎以及口腔黏膜真菌感染等。

口腔感染总体治疗原则：以局部治疗为主，包括清除牙石和菌斑、冲洗局部、炎症产物引流（开髓、牙周袋引流、切开）等，抗菌治疗为辅助治疗；局部严重红、肿、热、痛并伴有发热等全身症状者或有糖尿病等基础疾病的患者可短期口服抗菌药物 3 ~ 7 d，必要时可局部使用抗菌药物。

（一）常见口腔感染性疾病

1. 牙周炎

牙周炎是由牙菌斑生物膜引起的牙周组织的感染性疾病，可导致牙齿支持组织（牙龈、牙周膜、牙槽骨和牙骨质）破坏、牙周袋形成炎症、进行性附着丧失和牙槽骨吸收。牙菌斑中的细菌及其代谢产物是导致牙周病的主要原因，其他局部因素及宿主免疫反应也对牙周病的发生、发展产生重要影响。清除牙菌斑、防止或减缓牙菌斑再生成是治疗牙周炎并防止其复发的主要途径。目前去除牙菌斑最有效的方法就是机械去除，但机械去除有一定局限性，如病变处于器械不易达到的部位、微生物侵入牙周组织、牙周组织急性感染等特殊情况。抗菌药物可作为辅助手段应用于牙周炎的治疗。对于病原微生物引起的感染，应从局部用药和全身用药两方面来考虑，根据患者的具体情况制订合理的用药方案。一般情况下，轻度的牙周炎不应使用抗菌药物，彻底的洁治和刮治可使大多数牙周炎得到控制。抗菌药物应尽量选择可局部治疗的药物，常规治疗效果不佳者可考虑全身使用抗菌药物，必要时可联合用药。

2. 急性根尖周炎

急性根尖周炎是自根尖周牙周膜浆液性炎症反应至根尖周组织化脓性炎症反应的一系列反应过程，可能会发展为牙槽骨的局限性骨髓炎，严重时还可能会恶化成颌骨骨髓炎。其与牙周炎具有相同的感染菌谱，多为革兰阴性厌氧杆菌和其他口腔菌群导致的感染。局部可采用根管治疗，抗菌药物的选择同牙周炎。

3. 牙周脓肿

牙周脓肿是位于牙周袋壁或深部牙周结缔组织中的局限性化脓性炎症，一般为急性过程，也可有慢性牙周脓肿。局部治疗方法及用药同牙周炎。脓肿形成后应进行切开引流，并进行病原微生物培养，以明确致病菌种类，针对性地使用窄谱抗菌药物。

4. 急性坏死性溃疡性牙龈炎

急性坏死性溃疡性牙龈炎是指发生于龈缘和龈乳头的急性炎症和坏死。常见致病菌为普雷沃菌、具核梭杆菌、齿垢密螺旋体。对于症状轻者，可局部去除坏死组织并使用抗氧化剂。用 3% 过氧化氢溶液局部擦拭、冲洗和反复含漱能杀灭或抑制厌氧菌。重症患者可口服硝基咪唑类抗菌药物，如甲硝唑每次 0.2 ~ 0.4 g，每日 3 次，连续服用 2 ~ 3 d。

5. 口腔黏膜真菌感染

口腔黏膜真菌感染常见菌为念珠菌。引起人类念珠菌病的真菌主要是白念珠菌、热带念珠菌和高里念珠菌，占 60% ~ 80%。常见口腔念珠菌病的治疗主要采用的是药物治疗，包括局部药物治疗和全身抗真菌药物治疗。

（二）常用药物

根据口腔感染性疾病的特点，治疗药物主要包括可供局部及全身使用的抗菌药物。

1. 局部用药

（1）含漱药物

这类药物能与口腔内各部位接触，消除或减少细菌数量，并且能抑制菌斑的堆积，防止炎症的复发。但含漱液在口腔内停留时间短，进入龈下的深度较浅，因此不能直接杀灭牙周袋内的细菌。临床常用的有 0.12% ~ 0.20% 的醋酸氯己定溶液、3% 过氧化氢溶液等。

①醋酸氯己定溶液

氯己定是双胍类化合物，为阳离子型表面活性剂，抗菌谱广，对革兰阳性菌、革兰阴性菌、真菌均有较强的抗菌作用，能有效地减少菌斑的形成，促进组织愈合。

用法用量：饭后或睡前含漱。0.12% ~ 0.20% 的醋酸氯己定溶液每次 10 mL，含漱 1 min，每日 2 次。

不良反应：长期使用本品能使口腔黏膜与牙齿着色，舌苔发黄，味觉改变。少数患者可有口腔黏膜灼烧感，停药后可自行消失。

注意事项：本品仅供含漱用，含漱后吐出，不得咽下。含漱时至少在口腔内停留 1 min。对本品过敏者禁用，过敏体质者慎用。儿童必须在成人监护下使用。

②3% 过氧化氢溶液

过氧化氢是一种氧化剂，对厌氧菌有良好的抑制作用，具有很强的氧化能力，与细菌接触时能破坏细菌菌体，杀死细菌。

用法用量：洁治前取本品 10 mL，鼓漱 1 min。本品也可用于牙周袋内冲洗。

不良反应：本品高浓度时可对皮肤和黏膜产生刺激性灼伤，形成疼痛白痂。连续应用本品可导致舌乳头肥厚，但属可逆性。

注意事项：本品遇光、热易分解变质。

（2）局部缓释抗菌药物

本品因其牙周袋内药物浓度高、药物作用时间长、用药剂量小、用药次数少等优点在牙周炎的治疗中得到广泛应用。但局部缓释抗菌药物也有一些不足之处。例如，对已侵入牙周袋壁组织中的病原微生物无效；有多颗患牙时，需逐一放置药物等。目前常用的局部缓释抗菌制剂有盐酸米诺环素软膏（2%）、甲硝唑凝胶（25%）和甲硝唑药棒等。

以下以盐酸米诺环素软膏为例讲解。

盐酸米诺环素软膏可用于牙龈卟啉单胞菌、中间普氏菌、产黑色素普氏菌、腐蚀艾肯菌、具核梭杆菌、二氧化碳噬纤维菌、伴放线放线杆菌所致的牙周炎（慢性牙周炎）。

用法用量：洁治或龈下刮治后，将软膏注满患部牙周袋内，每周1次，连用4次。

不良反应：使用后偶有局部刺激现象，都是在牙周袋内注射后即刻出现的，随即消失，属于一过性不良反应。

注意事项：必须注意观察过敏反应，一旦出现过敏征兆，如局部瘙痒、发红、肿胀、丘疹、水疱等，立即停止用药。局部如出现耐药性或不敏感菌所致的感染，应停止用药。本品只限用于牙科。用药前需去除软垢、龈上菌斑及牙石。为了使药物充满牙周袋，需将注射器的头部轻插至牙周袋底部。注药后不得立即漱口及进食。注药时，患部可能出现一过性刺激或疼痛，缓慢注药可明显减轻此症状，如症状不见改善，应改用其他疗法。

（3）口含片

因口含片含化过程缓慢，药物在口腔内停留时间长，可使有效成分长时间保存于口腔中。口含片局部药物浓度高，可有效杀灭病原微生物，减少或抑制牙菌斑的形成。常用药物有西吡氯铵含片、甲硝唑口颊片。

①西吡氯铵含片

西吡氯铵为阳离子季铵化合物，其作为表面活性剂，主要通过降低表面张力而对细菌起到抑制和杀灭作用。体外试验结果表明，本品对多种口腔致病菌和非致病菌均有抑制和杀灭作用。本品能减少或抑制牙菌斑的形成，具有保持口腔清洁、清除口腔异味的作用。

用法用量：含于口中使其徐徐溶化，每次1片，每日3～4次。

不良反应：可能出现皮疹等过敏反应。口腔、喉头偶可出现刺激感等。

注意事项：若出现皮疹等过敏反应，应停止用药。本品应含于口中，使其慢慢溶解，勿咬碎吞入，如此才可使有效成分长时间保存于口腔中。本品应置于儿童不可触及之处。若包装有破损，则不能使用。妊娠期妇女及哺乳期妇女禁用。

②甲硝唑口颊片

甲硝唑可有效地杀灭大多数专性厌氧菌。甲硝唑口颊片每片含甲硝唑3 mg，在口腔局部可达到较高的治疗浓度，全身不良反应小，可用于牙周炎的辅助治疗。

用法用量：将该药品置于牙龈和龈颊沟间含服（用于口腔溃疡时黏附于患处黏膜），每次1片，每日3次，饭后服用，临睡前加用1片。

不良反应：偶见口干、黏膜刺激等过敏反应。长期使用可引起味觉改变，停药后消失。

注意事项：妊娠期前3个月及哺乳期妇女禁用。有活动性中枢神经疾病者禁用。用药期间禁止饮酒或含酒精的饮料。

2. 全身用药

对于局部抗菌药物治疗效果不佳或伴有全身疾病（如糖尿病等）的牙周炎患者，应考虑全身使用抗菌药物。全身用药可弥补器械治疗及局部用药的不足，但用药后到达牙周袋内的药物浓度相对较低，且易产生不良反应，如胃肠道反应、全身过敏反应等。常用的全身抗菌药物包括硝基咪唑类、青霉素类、大环内酯类及四环素类。首选治疗方案为甲硝唑 0.2 ~ 0.4 g 口服，每日 3 次，联合阿莫西林 0.5 ~ 1.0 g 口服，每日 3 ~ 4 次；备选治疗方案为米诺环素 100 mg 口服，每日 2 次。

（1）硝基咪唑类

代表药物有甲硝唑、替硝唑、奥硝唑，治疗牙周炎时以口服为主。

①用法用量

甲硝唑：每次 200 mg，每日 3 ~ 4 次，连续服用 5 ~ 7 d 为 1 个疗程。

替硝唑：首日顿服 2 g，以后每次 0.5 g，每日 2 次，连续服用 2 ~ 4 d 为 1 个疗程。

奥硝唑：成人每次 500 mg，每日 2 次，连服 3 d 为 1 个疗程。

②不良反应

共同不良反应：胃肠道症状，如口腔有金属味；可逆性粒细胞和红细胞减少；过敏反应，如红斑疹、荨麻疹；中枢神经系统症状，如头痛、癫痫、周围神经病变和精神错乱；泌尿系统症状，如排尿困难、多尿、尿失禁、黑尿等。

特异性不良反应：甲硝唑可引起过敏性休克、锥体外系反应、过敏性紫癜、奇痒、留褐色斑以及双硫仑样反应；替硝唑可引起过敏性休克、过敏性哮喘、急性肺水肿、喉头水肿和血压升高等不良反应以及双硫仑样反应；奥硝唑可引起肝毒性反应、静脉炎和无菌性脑膜炎、心搏骤停等。

此外，奥硝唑为手性化合物，分为左奥硝唑和右奥硝唑。右奥硝唑为奥硝唑产生神经毒性的主要原因。左奥硝唑与右奥硝唑的功效等均一致，但左奥硝唑的临床神经毒性不良反应发生率较右奥硝唑显著降低。

③注意事项

甲硝唑经肝代谢，肝功能不全者药物可蓄积，应酌情减量；用药期间及停药后 1 周内禁用含酒精饮料或药品。

肝功能减退者应调整替硝唑剂量或用药间隔时间；服药期间禁酒；首日顿服 2 g 改为分 2 次服用，每次服 1 g，可减少副作用。

肝功能减退者应调整奥硝唑剂量或用药间隔时间；应餐后服用或与食物同服，以减少胃肠道反应；应注意，本品可增强口服抗凝药的作用，会增加出血的危险性。

（2）青霉素类

此类代表药物有阿莫西林。阿莫西林是半合成的广谱青霉素，对革兰阳性菌及部分革兰阴性菌有强大的杀灭作用。该药与甲硝唑联合使用治疗侵袭性牙周炎，可增强疗效。

用法用量：口服。成人每次 0.5 g，每 6 ~ 8 h 服用 1 次，一日剂量不超过 4 g。小儿一日剂量为 20 ~ 40 mg/kg，每 8 h 服用 1 次；3 个月以下婴儿一日剂量为 30 mg/kg，每 12 h 服用 1 次。肾功能严重损害者需调整给药剂量，内生肌酐清除率（Ccr）为 10 ~ 30 mL/min 的患者每 12 h 服用 0.25 ~ 0.50 g；Ccr < 10 mL/min 的患者每 24 h 服用 0.25 ~ 0.50 g。

不良反应：包括恶心、呕吐、腹泻及假膜性肠炎等胃肠道反应；皮疹、药物热和哮喘等过敏反应；贫血、血小板减少、嗜酸性粒细胞增多等。血清氨基转移酶可轻度增高；念珠菌或耐药菌可引起二重感染；偶见兴奋、焦虑、失眠、头晕以及行为异常等中枢神经系统症状。

注意事项：用药前须做皮试，阳性反应者禁用。传染性单核细胞增多症患者应用本品易发生皮疹，应避免使用。疗程较长的患者应检查肝、肾功能和血常规。孕妇仅在确有必要时可应用本品。由于乳汁中可分泌少量阿莫西林，乳母服用后可能导致婴儿过敏。

（3）四环素类

此类代表药物有四环素、米诺环素、多西环素。

米诺环素是半合成的四环素类药物，抗菌谱广，药效长，可抑制慢性牙周炎患者的常见感染菌。

①用法用量

口服，每次 100 mg，每日 2 次，连续服用 1 周。

②不良反应

菌群失调：本品引起菌群失调较为多见。轻者引起维生素缺乏，也常可见到由白念珠菌和其他耐药菌所引起的二重感染，亦可发生假膜性肠炎。

消化道反应：食欲缺乏、恶心、呕吐、腹痛、腹泻、口腔炎、舌炎、肛门周围炎等，偶可发生食管溃疡。

肝损害：偶见恶心、呕吐、黄疸、脂肪肝、血清氨基转移酶升高、呕血和便血等，严重者可出现昏迷而死亡。

肾损害：可加重肾功能不全者的肾损害，导致血尿素氮和肌酐值升高。

影响牙齿和骨骼发育：本品可沉积于牙齿和骨骼中，造成牙齿黄染，并影响胎儿、新生儿和婴幼儿骨骼的正常发育。

过敏反应：主要表现为皮疹、荨麻疹、药物热、光敏性皮炎和哮喘等。罕见全身性红斑狼疮，若出现则应立即停药并做适当处理。

前庭功能紊乱：可见眩晕、耳鸣、共济失调伴恶心、呕吐等（呈剂量依赖性，女性比男性多见），常发生于最初几次用药时，一般停药 24 ~ 48 h 可恢复。

血液系统症状：偶有溶血性贫血、血小板减少、中性粒细胞减少、嗜酸性粒细胞增多等。

维生素缺乏症：偶有维生素 K 缺乏症状（如低凝血酶原血症、出血倾向等）、B 族维生素缺乏症状（如舌炎、口腔炎、食欲缺乏、神经炎等）等。

颅内压升高：偶见呕吐、头痛、复视、视神经乳头水肿、前囟膨隆等颅内压升高症状，出现以上症状应立即停药。

休克：偶有休克现象发生，须注意观察，如发现有休克症状时应立即停药并做适当处理。

皮肤症状：可见斑丘疹、红斑样皮疹等，偶见剥脱性皮炎、混合性药疹、多形红斑和史－约综合征。长期服用本品，偶有指甲、皮肤、黏膜处色素沉着现象。

其他：偶有头晕、倦怠感等。长期服用本品，可使甲状腺变为棕黑色，甲状腺功能异常者少见。罕见听力受损。

③注意事项

肝肾功能不全者、食管通过障碍者、老年患者、口服吸收不良或不能进食者以及全身状态恶化患者（因易引发维生素 K 缺乏症）慎用。

由于本品具有前庭毒性，本品已不作为脑膜炎奈瑟菌带菌者和脑膜炎奈瑟菌感染者的治疗药物。

对本品过敏者有可能对其他四环素类药物也过敏。

由于本品可致头晕、倦怠感等，汽车驾驶员、从事危险性较大的机器操作及高空作业者应避免服用本品。

本品滞留于食管并崩解时会引起食管溃疡，故应多饮水，尤其临睡前服用本品时。

急性淋菌性尿道炎患者疑有初期或二期梅毒时，通常应进行暗视野检查；疑有其他类型梅毒时，每月应进行血清学检查，并至少进行 4 个月。

严重肾功能不全患者的剂量应低于常用剂量。如需长期治疗，应监测血药浓度。

用药期间应定期检查肝、肾功能。

本品较易引起光敏性皮炎，故用药后应避免日晒。

可对实验室检查指标造成干扰：测定尿邻苯二酚胺（Hingerty 法）浓度时，由于本品对荧光的干扰，可能使测定结果偏高。可能使碱性磷酸酶、血清淀粉酶、血清胆红素、血清氨基转移酶的测定值升高。

本品可与食品、牛奶或含碳酸饮料同服。

妊娠期妇女和备孕期妇女禁用，8 岁以下小儿禁用。

哺乳期妇女用药期间应暂停哺乳。

二、颌面部感染的药物治疗

颌面部感染性疾病主要包括面部疖、痈、颌骨骨髓炎、颌面部间隙感染、智齿冠周炎等。

颌面部感染以化脓性细菌感染为主，常见致病菌主要有金黄色葡萄球菌、溶血性细菌，偶见特异性感染如结核分枝杆菌、梅毒螺旋体及放线菌感染等。感染可以由一种致病菌引起，也可由多种细菌所引起。与颌面部腔窦相通的感染常是由需氧菌和厌氧菌引起的混合感染。感染的发生一方面取决于细菌的种类、数量和毒力，另一方面还取决于机体抵抗力、患者年龄、营养状态等。应注意鉴别颌面部结核分枝杆菌、放线菌、梅毒螺旋体感染等特异性感染。

总体治疗原则：①尽早进行血液或脓液的病原微生物检查和药敏试验。②根据感染来源和临床表现等推断可能的致病菌，立即开始应用抗菌药物进行经验治疗。③获知致病菌检查结果后，结合治疗反应调整用药。④及时进行脓液引流，感染控制后给予局部处理。

（一）面部疖、痈

1. 常见致病菌

面部疖、痈的常见致病菌为金黄色葡萄球菌。

2. 治疗方法

（1）局部治疗

疖初起时可用 2% 碘酊涂搽局部，每日 1 次，并保持局部清洁；反复发作者可用 2% 的莫匹罗星软膏涂抹，每日 3 次，5 d 为 1 个疗程，必要时可重复 1 个疗程。痈的局部治疗宜用高渗盐水或含抗菌药物的生理盐水纱布局部持续湿敷，以促进早期痈的局限、软化和穿破。面部疖、痈严禁挤压和热敷。

（2）全身治疗

大的脓肿（直径＞5 cm）伴全身症状者需全身用药。可口服氯唑西林每次 0.5 g，每日 2 次；或苯唑西林每次 0.5 ~ 1.0 g，每日 3 次；或静脉滴注头孢唑林，每次 1 g，每 8 h 给药 1 次。

3. 注意事项

碘酊有刺激性，涂抹于皮肤后有灼烧感，时间长可形成"碘烧伤"导致脱皮。因此，涂布碘酊后应用酒精脱碘。

2% 莫匹罗星软膏禁用于对莫匹罗星或其他含聚乙二醇软膏过敏的患者。2% 莫匹罗星软膏可用于颌面部皮肤，不可用于口腔黏膜。

（二）颌骨骨髓炎

颌骨骨髓炎可分为化脓性颌骨骨髓炎与特异性颌骨骨髓炎。颌骨骨坏死可继发感染骨髓炎。治疗前通常需要进行细菌培养以明确致病菌，然后采取有针对性的治疗方法。临床上以牙源性感染引起的化脓性颌骨骨髓炎最为多见，占各类型骨髓炎的 90% 以上。

1. 常见致病菌

颌骨骨髓炎常见致病菌主要为金黄色葡萄球菌，其次是溶血性链球菌、肺炎双球菌、大肠杆菌、变形杆菌等。临床以混合性细菌感染为主。

2. 治疗方法

（1）慢性颌骨骨髓炎

骨组织培养是诊断该病的金标准。不推荐经验治疗，应根据细菌培养和药敏试验结果进行全身治疗。多数抗菌药物不易到达骨组织，但某些药物在骨组织仍可达到有效的治疗浓度。例如，克林霉素、林可霉素、磷霉素、利奈唑胺、大多数氟喹诺酮类药物均可在骨组织中达到杀灭致病菌的有效药物浓度，骨组织中药物浓度可为血药浓度的 0.3 ~ 2 倍，因此在治疗骨髓炎时应根据致病菌对抗菌药物的敏感情况选用上述骨组织浓度高的药物。

（2）慢性颌骨骨髓炎急性发作者

苯唑西林或氯唑西林静脉滴注，每次 1 ~ 2 g，每 6 h 给药 1 次；头孢唑林静脉滴注，每次 0.5 ~ 1.0 g，每 8 h 给药 1 次。对于病情严重且怀疑有耐甲氧西林金黄色葡萄球菌（MRSA）感染者，静脉滴注万古霉素，每次 l g，每 12 h 给药 1 次；或静脉滴注去甲万古霉素，每次 0.8 g，每 12 h 给药 1 次，若涂片染色示革兰阴性菌，加用头孢噻肟或头孢曲松。抗菌药物的治疗疗程一般应为 4 ~ 6 周。

3. 颌骨骨髓炎常用治疗药物

（1）克林霉素与林可霉素

克林霉素及林可霉素可用于化脓性链球菌、金黄色葡萄球菌及厌氧菌引起的皮肤软组织感染，静脉制剂可用于金黄色葡萄球菌、链球菌属及敏感厌氧菌引起的血液感染、骨髓炎，也可用于慢性骨、关节感染手术后。

①用法用量

克林霉素与林可霉素用法用量见表 5-1。

表5-1　克林霉素与林可霉素用法用量

药品名称	给药途径	成人用法用量	小儿用法用量	备注
林可霉素	口服	1.5 ~ 2 g/d，分3 ~ 4次	> 28 天，30 ~ 60 mg/kg，分3 ~ 4次	
	肌内注射或静脉注射	1.2 ~ 2.4 g/d，分2 ~ 3次	15 ~ 40 mg/（kg·d），分2 ~ 3次	滴速不宜过快，每小时滴入量应≤ 100 mL
克林霉素	口服	0.6 ~ 1.8 g/d	> 28 天，8 ~ 20 mg/kg，分3 ~ 4次	为避免食管刺激，服用时应多饮水
	肌内注射或静脉注射	0.6 ~ 1.8 g/d，严重感染者 1.2 ~ 2.7 g/d，分2 ~ 4次	> 1个月，20 ~ 30 mg/kg，< 1个月，15 ~ 20 mg/kg，分3 ~ 4次	药液浓度应低于18 mg/mL，滴速应小于 30 mg/min

②不良反应

以胃肠道反应为主，口服比静脉给药多见，表现为恶心、呕吐、腹痛、腹泻等。

林可霉素与克林霉素的腹泻发生率高，分别为10% ~ 15%及4% ~ 7%，可能与药物直接刺激或肠道菌群失调有关。部分腹泻为难辨梭状芽孢杆菌大量繁殖后产生的外毒素所致的假膜性肠炎，表现为发热、腹痛、腹胀、大量腹泻。老年人及有基础疾病患者发生率高，口服给药后假膜性肠炎发生率较静脉给药高3 ~ 4倍。

③注意事项

本类药物禁用于对林可霉素或克林霉素过敏者。林可霉素与克林霉素可通过胎盘进入胎儿体内。克林霉素属于美国食品药品监督管理局（FDA）妊娠期用药风险 B 级，妊娠期妇女确有应用指征时方可使用。哺乳期妇女用药期间应暂停哺乳。不推荐用于新生儿。

（2）磷霉素

磷霉素通过破坏细菌细胞壁的合成导致细菌死亡，为静止期杀菌剂，与β- 内酰胺类、氨基糖苷类、万古霉素、氟喹诺酮类等抗菌药物联合使用时具有协同作用。该药在肾组织中浓度最高，在治疗急、慢性颌骨骨髓炎时较其他抗菌药物更具优越性。

①用法用量

静脉滴注：治疗成人轻、中度感染时，每日4 ~ 8 g；用于重症感染时，肾功能正常患者剂量可增为 16 ~ 20 g/d，分3 ~ 4次服用，并应与其他抗菌药物联合使用。用于小儿轻、中度感染时，100 ~ 200 mg/（kg·d）；重症感染者可增至 300 mg/（kg·d），分2 ~ 3次服用。

肌内注射：因局部疼痛明显，一般不用。

②注意事项

磷霉素主要经肾排泄，肾功能减退和老年患者应根据肾功能减退程度减量应用。每克磷霉素钠盐含 0.32 g 钠，心功能不全、高血压及需要控制钠盐摄入量的患者应用本药时需加以注意。静脉用药时，应将每4 g 磷霉素溶于至少 250 mL 液体中，滴注速度不宜过快，以减少静脉炎的发生，不推荐本品经静脉注射应用。哺乳期妇女应用本品时应暂停哺乳。早产儿和婴儿暂不推荐应用本品。本品属于 FDA 妊娠期用药风险 B 级,妊娠期妇女确有应用指征时方可使用。

(三)颌面部间隙感染

口腔、颜面、颈部深部均有致密的筋膜包绕。在这些解剖结构的筋膜之间有数量不等而又彼此连续的疏松结缔组织或脂肪组织填充。感染常沿这些阻力薄弱的结构扩散,故将其视为感染发生和扩散的潜在间隙。根据口腔、颜面、颈部解剖结构和临床感染常发生的部位,颌面部间隙感染可分为咬肌间隙、翼下颌间隙、颞下间隙、下颌下间隙、咽旁间隙、口底间隙感染等。颌面部间隙感染均为继发性,常见的为牙源性或腺源性感染扩散所致,损伤性、医源性、血源性较少见。感染累及潜在筋膜间隙内结构,初期表现为蜂窝织炎,在脂肪结缔组织变性坏死后则可形成脓肿。

化脓性炎症可局限于一个间隙内,也可波及相邻几个间隙,形成多间隙感染。多间隙感染者临床表现常较严重,患者软组织广泛水肿,上可累及面颊部,下可至颈部锁骨水平,严重者可到胸上部,甚至可能压迫气管,需切开气管。患者多伴有发热、寒战、体温升高,但在腐败坏死性蜂窝织炎时,由于全身机体中毒症状严重,体温反而可能不会升高。对于较严重的多间隙感染,应及时进行脓肿切开引流并全身使用足量、广谱的抗菌药物,以防止感染进一步加重。

对于伴有糖尿病等全身基础疾病的患者,抗感染治疗的同时应积极控制血糖,因为血糖控制不利将导致感染进一步加重。

抗菌药物使用疗程因感染不同而异,一般宜用至体温正常、症状消退后 72 ~ 96 h,有局部感染灶者需用药至感染灶控制或完全消散。对于血流感染、骨髓炎等,需较长的疗程方能治愈,并减少或防止复发。

1. 常见致病菌

颌面部间隙感染多为需氧菌和厌氧菌引起的混合感染,也可为葡萄球菌、链球菌等引起的化脓性感染,或厌氧菌引起的腐败坏死性感染。

2. 治疗原则

(1)局部处理

保持局部清洁,减少局部活动度,避免不良刺激,以防感染扩散。

(2)手术治疗

脓肿切开引流,清除病灶。

(3)全身抗感染治疗

详细询问患者是否有糖尿病等基础疾病,尽可能获知患者入院前抗感染治疗药物。根据患者感染严重程度,针对可能的致病菌进行合理的经验性抗感染治疗。

3. 轻症患者的抗感染药物治疗

出现感染症状后,对于未应用抗菌药物进行抗感染治疗的患者,可选择耐酶青霉素或第一代头孢菌素联合甲硝唑进行抗感染治疗。初始抗感染治疗方案效果不佳者,入院后可选择第二、三代头孢菌素联合甲硝唑或奥硝唑进行抗感染治疗。应及时进行血培养及脓液培养以明确致病菌,并针对药敏试验结果及患者治疗反应调整抗菌药物。

（1）青霉素类

此类代表药物有青霉素 G。临床常用其钾盐或钠盐。青霉素 G 不能耐受耐药菌株（如耐药金黄色葡萄球菌）所产生的酶，易被其破坏，且其抗菌谱较窄，主要对革兰阳性菌有效。可用于溶血性链球菌、肺炎链球菌、对青霉素敏感（不产青霉素酶）的金黄色葡萄球菌等革兰阳性球菌所致的感染。目前青霉素一般不作为严重颌面部间隙感染经验性首选用药，但在有明确的药敏试验结果支持的前提下可选择青霉素进行抗感染治疗。

①用法用量

肌内注射：成人每日 80 万～200 万单位，分 3～4 次给药。幼儿每千克体重每次 2.5 万单位，每 12 h 给药 1 次。新生儿（足月产）按每千克体重每次 5 万单位给药：< 1 周者，每 12 h 给药 1 次；> 1 周者，每 8 h 给药 1 次，严重感染者每 6 h 给药 1 次。早产儿按每千克体重每次 3 万单位给药：出生第 1 周者，每 12h 给药 1 次；2～4 周者，每 8 h 给药 1 次，以后每 6 h 给药 1 次。

静脉滴注：给药速度不能超过每分钟 50 万单位，以免发生中枢神经系统毒性反应。成人每日 200 万～2 000 万单位，分 2～4 次给药。小儿每千克体重每日 5 万～20 万单位，分 2～4 次给药。新生儿（足月产）、早产儿用量同肌内注射。

轻、中度肾功能损害者使用常规剂量，不需减量。严重肾功能损害者应延长给药间隔或调整剂量。当 Ccr 为 10～50 mL/min 时，给药间隔自 8 h 延长为 8～12 h，或给药间期不变而剂量减少 25%。当 Ccr < 10 mL/min 时，给药间期延长为 12～18 h，或每次剂量减为正常剂量的 25%～50% 而给药间期不变。

②不良反应

过敏反应：青霉素过敏反应较常见，包括荨麻疹等各类皮疹、白细胞减少、间质性肾炎、哮喘发作和血清病型反应。过敏性休克偶见，一旦发生则必须就地抢救。发生严重过敏反应的患者须立即给予肾上腺素紧急处理，必要时应吸氧，静脉给予激素，并采用包括气管插管在内的畅通气道等治疗措施。

毒性反应：少见，但静脉滴注大剂量本品或鞘内给药时，可因脑脊液药物浓度过高导致抽搐、肌肉阵挛、昏迷及严重精神症状等（青霉素脑病）。此种反应多见于婴儿、老年人和肾功能不全患者。

赫氏反应和治疗矛盾：用青霉素治疗梅毒、钩端螺旋体病等疾病时，可由于病原体死亡导致症状加剧，称为赫氏反应。治疗矛盾也见于梅毒患者，系治疗后梅毒病灶消失过快而组织修复相对较慢或病灶部位纤维组织收缩妨碍器官功能所致。

二重感染：可出现耐青霉素金黄色葡萄球菌、革兰阴性杆菌或念珠菌等二重感染。

其他：应用大剂量青霉素钠时，可因摄入大量钠盐而导致心力衰竭。

③注意事项

用药前必须做过敏试验，过敏者禁用。本品可经乳汁分泌使婴儿过敏，故哺乳期妇女慎用。本品属妊娠用药风险 B 级，妊娠期妇女仅在确有必要时使用本品。

（2）第一代头孢菌素

此类代表药物为头孢唑林。头孢唑林对金黄色葡萄球菌、肺炎链球菌、化脓性链球菌、大肠杆菌等有较强的抗菌活性，可用于皮肤软组织感染性疾病的治疗。

①用法用量

成人：静脉缓慢推注、静脉滴注或肌内注射，每次 0.5 ~ 1.0 g，每日 2 ~ 4 次，严重感染者可增加至每日 6 g，分 2 ~ 4 次静脉给予。

儿童：每日 50 ~ 100 mg/kg，分 2 ~ 3 次静脉缓慢推注、静脉滴注或肌内注射。

肾功能减退者：Ccr > 50 mL/min 时，仍可按正常剂量给药；Ccr 为 20 ~ 50 mL/min 时，每次 0.5 g，每 8 h 给药 1 次；Ccr 为 11 ~ 34 mL/min 时，每 12 h 给药 0.25 g；Ccr < 10 mL/min 时，每 18 ~ 24 h 给药 0.25 g。所有不同程度肾功能减退者的首次剂量为 0.5 g。

②不良反应

静脉注射时发生的血栓性静脉炎和肌内注射区疼痛均较头孢噻吩少而轻。药疹发生率为 1.1%，嗜酸性粒细胞增高的发生率为 1.7%，偶有药物热。个别患者可出现暂时性血清氨基转移酶、碱性磷酸酶升高。肾功能减退患者应用高剂量（每日 12 g）的本品时可出现脑病反应。白念珠菌二重感染偶见。

③注意事项

对头孢菌素过敏者及有青霉素过敏性休克或即刻反应史者禁用本品。本品乳汁含量低，但哺乳期妇女用药时宜暂停哺乳。约 1% 的用药患者可出现直接和间接抗球蛋白试验阳性及尿糖假阳性反应（硫酸铜法）。

（3）第二代头孢菌素

此类代表药物为头孢呋辛。头孢呋辛对革兰阳性球菌的活性与第一代头孢菌素相似或略差，但对葡萄球菌属和革兰阴性杆菌产生的 β- 内酰胺酶的抗菌活性相当稳定。该药约 89% 的给药剂量在 8 h 以内以原形经肾脏排泄。该药在组织和体液中分布良好，可用于颌面部皮肤和软组织感染的治疗。

①用法用量

成人：常规剂量为每次 0.75 ~ 1.50 g，每 8 h 给药 1 次。单纯皮肤、软组织感染时，每次 0.75 g，每 8 h 给药 1 次。严重感染时，每次 1.5 g，每 6 ~ 8 h 给药 1 次。

3 个月以上的婴儿和儿童：每日 50 ~ 100 mg/kg，分 3 ~ 4 次给药；重症感染时，每日 100 mg/kg，但每日最大剂量不超过成人量。

肾功能减退者：Ccr > 50 mL/min 时无须调整；Ccr 为 10 ~ 50 mL/min 时，应每 12 h 给药 1 次；Ccr < 10 mL/min 时，应每 24 h 给药 1 次。

②不良反应

本品不良反应轻而短暂，以皮疹为多见。本品可引起胃肠道反应。偶见血栓性静脉炎。少数患者可出现一过性血清氨基转移酶和胆红素升高。

③注意事项

本品禁用于对头孢呋辛或其他头孢类抗菌药物过敏的患者。本品妊娠用药风险级别为 B 级，妊娠期妇女仅在确有必要时使用本品。本品可自乳汁分泌，因此哺乳期妇女应用本品时宜停止哺乳。本品不推荐用于 3 个月以下的婴儿。

（4）第三代头孢菌素

此类代表药物有头孢曲松和头孢哌酮/舒巴坦。

①头孢曲松

该药对需氧革兰阳性菌、革兰阴性杆菌及部分厌氧菌具有高度抗菌活性。该药消除半衰期为 5.8 ～ 8.7 h。可透过血脑屏障，故在脑脊液中可达到有效治疗浓度。对皮肤、软组织感染有较好的疗效。

用法用量：头孢曲松用法用量见表 5-2。

表 5-2　头孢曲松用法用量

用药人群	剂量	给药频次	备注
成人及 12 岁以上儿童	1 ～ 2 g	每日 1 次	
危重病例或由中度敏感菌引起的感染	4 g	每日 1 次	
新生儿（14 d 以下）	20 ～ 50 mg/（kg·d），不超过 50 mg/（kg·d）	每日 1 次	无须区分早产儿及足月新生儿
婴儿及儿童（15d 至 12 岁）	20 ～ 80 mg/（kg·d）	每日 1 次	
体重 ≥ 50 kg 儿童	1 ～ 2 g	每日 1 次	输注时间 ≥ 30 min
老年患者	1 ～ 2 g	每日 1 次	用法用量同成人，无须调整

不良反应：胃肠道不适（约占病例数的 2%），如稀便或腹泻、恶心、呕吐、胃炎和舌炎等。血液学改变（约 2%），如嗜酸性粒细胞增多、白细胞减少、粒细胞减少、溶血性贫血、血小板减少等。皮肤反应（约 1%），如皮疹、过敏性皮炎、瘙痒、荨麻疹、水肿、多形性红斑等。其他不良反应，较罕见，如头痛和眩晕、胆囊症状性头孢曲松钙盐沉积、血清转氨酶增高、少尿、血肌酐增加、生殖道真菌感染、发热、寒战以及过敏性或过敏样反应等。伪膜性肠炎及凝血障碍是罕见的不良反应。

注意事项：头孢曲松禁止与含钙的药品同时静脉输注，包括持续静脉输注的胃肠外营养液等含钙液体。

②头孢哌酮/舒巴坦

本品抗菌成分为头孢哌酮，对需氧革兰阳性菌、革兰阴性杆菌及部分厌氧菌具有高度抗菌活性。头孢哌酮和舒巴坦均能很好地分布至各组织和体液中，可用于敏感菌所致的皮肤和软组织感染以及颌面部蜂窝织炎。本品可经肝、肾双通道代谢。

用法用量：头孢哌酮/舒巴坦用法用量见表 5-3。

表 5-3　头孢哌酮/舒巴坦用法用量

用药人群	剂量	给药频次	备注
成人	1.5 ～ 3.0 g	每 12 h 给药 1 次	头孢哌酮/舒巴坦的比例为 2 ∶ 1
严重感染或难治性感染	每日最大剂量 12 g	每 12 h 给药 1 次	头孢哌酮/舒巴坦的比例为 2 ∶ 1，舒巴坦每日最大剂量为 4 g
肾功能障碍	Ccr 为 15 ～ 30 mL/min，舒巴坦每日最大剂量为 2 g；Ccr < 15 mL/min，舒巴坦每日最大剂量 1 g	每 12 h 给药 1 次	头孢哌酮/舒巴坦的比例为 2 ∶ 1

头孢哌酮主要经胆汁排泄，当患者有肝脏疾病和（或）胆道梗阻时，头孢哌酮的血清半衰期通常延长并且由尿中排出的药量会增加。即使患者有严重肝功能障碍，头孢哌酮在胆汁中仍能达到治疗浓度并且其半衰期仅延长 2～4 倍。严重胆道梗阻、严重肝脏疾病或同时合并肾功能障碍时，可能需要调整用药剂量。对于同时合并有肝功能障碍和肾功能损害的患者，应监测头孢哌酮的血清浓度，并根据需要调整用药剂量，这些患者头孢哌酮的每日剂量应不超过 2 g。

不良反应：胃肠道反应。皮肤反应。血液系统，曾报道有患者出现中性粒细胞减少 0.4%（5/1131），与其他 β-内酰胺类抗生素一样，长期使用本品可发生可逆性中性粒细胞减少症（9/1696）。实验室检查异常，曾发现转氨酶一过性升高，血清门冬氨酸转氨酶为 5.7%（94/1638），血清丙氨酸转氨酶为 6.2%（95/1529），碱性磷酸酶为 2.4%（37/1518），胆红素为 1.2%（12/1040）。局部反应，头孢哌酮/舒巴坦肌内注射耐受良好，偶有注射后注射部位出现一过性疼痛。与其他青霉素类和头孢菌素类抗生素一样，当通过静脉插管注射头孢哌酮/舒巴坦时，某些患者可在注射部位发生静脉炎（0.1%）。其他，如头痛（0.04%）、发热（0.5%）、注射部位疼痛（0.08%）和寒战（0.04%）。

注意事项：头孢哌酮/舒巴坦可引起过敏反应。少数患者使用头孢哌酮治疗后出现了维生素 K 缺乏。这类患者及接受抗凝血药治疗的患者应监测凝血酶原时间，需要时应另外补充维生素 K。用药期间及停药后 5 d 内禁止饮酒或饮用含有酒精的饮料。妊娠期妇女在必要时才可使用本品。哺乳期妇女应慎用。

（5）硝基咪唑类

此类代表药物有甲硝唑、替硝唑、奥硝唑、左奥硝唑，均可用于合并厌氧菌感染的颌面部感染的治疗，对于革兰阳性、阴性厌氧菌及脆弱拟杆菌有较强的杀灭作用，对需氧菌则无效。对于颌面部感染的治疗，应与抗需氧菌药物联合使用。

4. 重症感染患者的全身抗感染治疗

对于颌面部间隙感染的重症患者应采用降阶梯选药原则。降阶梯治疗是指在重症感染的第一时间选用广谱、强效、足量的抗菌药物治疗，之后根据病原微生物检查和药敏试验结果调整为相对窄谱、有针对性的抗菌药物，进行目标性治疗。

在制订抗感染治疗方案时应考虑以下几个因素：①微生物学资料（体内外敏感性的差别）。②单药治疗和联合治疗。③剂量和用药频率。④药物进入体内的穿透性。⑤给药时机（要在发病后 8 h 内给药）。⑥药物对脏器的毒性。⑦产生耐药性的危险。⑧既往抗菌药物使用史。

经验性治疗时抗菌药物的选择原则：应选择能够覆盖所有可能的致病菌的抗菌药物。要了解本地区、本医院细菌耐药性监测数据，参考国家细菌敏感性检测结果选择抗菌药物。应尽量避免近期使用过的抗菌药物，避免选择易诱导交叉耐药的抗菌药物。根据药敏试验结果及时更换窄谱抗菌药物，防止长期使用广谱抗菌药物导致二重感染。对于产超广谱 β-内酰胺酶（ESBLs）的细菌（如克雷伯菌、大肠杆菌、阴沟肠杆菌等），因其往往多重耐药，头孢菌素治疗失败率高，因此应选用碳青霉烯类和头霉素类抗菌药物。对于产内酰胺酶的菌株（如产气荚膜杆菌、沙雷菌、枸橼酸杆菌等），因其可水解所有的头孢菌素类、青霉素类和单环 β-内酰胺类抗菌药物，应首选头孢吡肟、碳青霉烯类抗菌药物进行治疗。

碳青霉烯类抗菌药物代表药物有美罗培南和亚胺培南－西司他丁。二者抗菌谱相似。美罗培南对链球菌属、粪肠球菌、甲氧西林敏感葡萄球菌等革兰阳性菌的抗菌活性与亚胺培南相比稍逊，对大肠杆菌、肺炎克雷伯菌、阴沟肠杆菌等大多数肠杆菌科细菌的体外抗菌活性较亚胺培南强 2 ~ 8 倍，对铜绿假单胞菌的抗菌活性较亚胺培南强 2 ~ 4 倍，对脆弱拟杆菌、产气荚膜梭菌、革兰阳性厌氧球菌等大多数厌氧菌具有很强的抗菌活性，与亚胺培南相仿或稍强。

亚胺培南与美罗培南均可在人体中广泛分布，主要用于多重耐药的革兰阴性杆菌感染、严重需氧菌与厌氧菌混合感染的治疗以及致病菌未查明的严重感染、免疫缺陷者的感染的经验治疗，一般不宜用于社区获得性感染，更不宜用作预防用药。

（1）用法用量

美罗培南和亚胺培南－西司他丁常规用法用量见表 5-4，肾功能不全患者用法用量见表 5-5。

表 5-4　美罗培南和亚胺培南－西司他丁常规用法用量

药物	用药人群	剂量	备注
亚胺培南	成人	1 ~ 2 g/d	最多可以增至 4 g/d，或 50 mg/（kg·d）
西司他丁	中度感染者	每次 1 g	
美罗培南	成人	500 ~ 1 000 mg；一次 10 ~ 20 mg/kg	每天总剂量不超过 2 g

表 5-5　肾功能不全患者用法用量

肾功能状况 Ccr（mL/min）	给药剂量		给药间隔	
	亚胺培南	美罗培南	亚胺培南	美罗培南
50 ~ 90	0.25 ~ 0.50 g	1 g	6 ~ 8 h	8 h
10 ~ 50	0.25 g		6 ~ 12 h	
26 ~ 50		1 g		12 h
10 ~ 25		0.5 g		12 h
< 10	0.125 ~ 0.250 g	0.5 g	12 h	24 h

《抗菌药物超说明书用法专家共识》中提出，美罗培南可根据药物的 PK/PD 理论延长或持续输注给药，推荐每次输注持续 3 h 以上。

《抗菌药物超说明书用法专家共识》中提出，亚胺培南－西司他丁可用于治疗广泛耐药的革兰阴性菌感染，对于一些敏感性下降的菌株（MIC 为 4 ~ 6 mg/L），可延长亚胺培南－西司他丁的静脉滴注时间为 2 ~ 3 h，可使体内药物浓度超过 MIC 的时间延长。

（2）不良反应

美罗培南：①过敏反应，主要有皮疹、瘙痒、药物热等过敏反应，偶见过敏性休克。②消化系统，主要有腹泻、恶心、呕吐、便秘等胃肠道症状。③肝脏，偶见肝功能异常、胆汁淤积性黄疸等。④肾脏，偶见排尿困难和急性肾衰竭。⑤中枢神经系统，偶见失眠、焦虑、意识模糊、眩晕、神经过敏、感觉异常、幻觉、抑郁、痉挛、意识障碍等中枢神经系统症状，国外有报道用药后偶可诱发癫痫发作。⑥血液系统，偶见胃肠道出血、鼻出血和腹腔积血等出血症状。⑦注射给药时可致局部疼痛、红肿、硬结，严重者可致血栓性静脉炎。

亚胺培南－西司他丁：①本品静脉使用时速度太快可引起血栓性静脉炎，肌内注射时可引起局部疼痛、红斑、硬结等，应注意更换注射部位。②肝脏，可有氨基转移酶、血胆红素或碱性磷酸酶升高。③肾脏，可有血肌酐和血尿素氮升高。④可有神经系统方面的症状，如肌痉挛、精神障碍等。⑤本品可引起恶心、呕吐、腹泻等胃肠道症状，偶可引起假膜性肠炎。⑥可有嗜酸性粒细胞增多、白细胞减少、中性粒细胞减少、血小板减少或增多、血红蛋白减少等，并可致抗球蛋白试验阳性。⑦本品也可致过敏反应，如皮肤瘙痒、皮疹、荨麻疹、药物热等。

（3）注意事项

轻症感染时，亚胺培南与美罗培南不宜用于治疗。原有癫痫等中枢神经系统疾病的患者应避免使用该类药物。美罗培南妊娠用药风险分级为 B 级，亚胺培南为 C 级，因此在妊娠期应用时可优先选择美罗培南。这类药物为广谱抗菌药物，长期使用易引起真菌感染，应加以注意。此类药物还可引起抗生素性腹泻。

5. 颌面部恶性肿瘤与颌面部多间隙感染的鉴别诊断

口腔颌面部颌下、颏下区恶性淋巴瘤临床表现为弥漫性肿胀或肿痛，起病急，临床表现与口底多间隙感染相似，容易被误诊为口底多间隙感染。口腔颌面部（上颌部、口底等）有原因不明的弥漫性肿胀或肿痛，无牙源性感染，抗感染治疗在初期有一定的效果，后随着肿瘤的再生则抗感染治疗无效，病情进展迅速，易致呼吸困难，穿刺或切开无脓液，应考虑恶性淋巴瘤，应及时进行病理检查以明确诊断，防止按照抗感染治疗方法反复更换抗菌药物及使用高级别抗菌药物，以免滥用抗菌药物而延误治疗。

第二节　口腔外科围手术期抗菌药物的预防性应用

一、关于围手术期抗菌药物预防性应用的规定

2015 年版《抗菌药物临床应用指导原则》（国卫办医发〔2015〕43 号）中对口腔相关疾病围手术期预防性使用抗菌药物做出了明确的规定，推荐了预防用药的具体品种，根据药物在体内半衰期的不同规定了不同类抗菌药物的术前用药时机，进一步明确了各类手术预防用药疗程，从而使口腔外科医师对围手术期如何规范性地使用抗菌药物有了更加明确的认识。

（一）预防用药目的

预防用药主要是预防手术部位感染，包括浅表切口感染、深部切口感染和手术所涉及的器官／腔隙感染，但不包括与手术无直接关系的、术后可能发生的其他部位感染。

（二）预防用药原则

围手术期抗菌药物预防用药应根据手术切口类别、手术创伤程度、可能的污染细菌种类、手术持续时间、感染发生概率和后果严重程度、抗菌药物预防效果的循证医学证据、对细菌耐药性的影响和经济学评估等因素综合考虑决定是否预防应用抗菌药物。应注意抗菌药物的

预防性应用并不能代替严格的消毒、灭菌技术和精细的无菌操作，也不能代替术中保温和血糖控制等其他预防措施。

预防用药需根据手术切口类别（见表5-6）、可能的污染细菌种类及其对抗菌药物的敏感性、药物能否在手术部位达到有效浓度等综合考虑。

表5-6 手术切口类别

切口类别	定义
Ⅰ类切口（清洁手术）	手术不涉及炎症区，不涉及呼吸道、消化道、泌尿生殖道等人体与外界相通的器官
Ⅱ类切口（清洁-污染手术）	上、下呼吸道或经以上器官的手术，如经口咽部手术以及开放性骨折或创伤手术等
Ⅲ类切口（污染手术）	造成手术部位严重污染的手术，包括：手术涉及急性炎症但未化脓区域；新鲜开放性创伤但未经及时扩创
Ⅳ类切口（污秽-感染手术）	有失活组织的陈旧创伤手术；已有临床感染或脏器穿孔的手术

选用对可能的污染细菌针对性强、有充分的预防有效的循证医学证据、安全、使用方便及价格适当的品种。

应尽量选择单一抗菌药物预防用药，避免不必要的联合使用。预防用药应针对手术路径中可能存在的污染细菌。例如，经皮肤的头颈部手术通常选择针对金黄色葡萄球菌的抗菌药物。若为口咽部黏膜的手术，可以考虑联合使用针对厌氧菌的抗菌药物。

对头孢菌素过敏者，针对革兰阳性菌可用林可霉素、克林霉素、万古霉素、去甲万古霉素；针对革兰阴性杆菌可用氨曲南、磷霉素或氨基糖苷类。

对某些手术部位感染会引起严重后果者，若术前发现有耐甲氧西林金黄色葡萄球菌（MRSA）定植的可能或者该机构MRSA发生率高，可选用万古霉素、去甲万古霉素预防感染，但应严格控制用药持续时间。

不应随意选用广谱抗菌药物作为围手术期预防用药。鉴于国内大肠杆菌对氟喹诺酮类药物耐药率高，应尽量避免氟喹诺酮类药物作为口腔外科围手术期预防用药。

常见的口腔外科相关手术围手术期预防应用抗菌药物的品种选择见表5-7。

表5-7 口腔外科相关手术围手术期预防应用抗菌药物的品种选择[a]

手术名称	切口类型	可能污染菌	抗菌药物选择
脑外科手术（经鼻窦、鼻腔、口咽部手术）	Ⅱ类	金黄色葡萄球菌，链球菌属，口咽部厌氧菌（如消化链球菌）	第一、二代头孢菌素[b] ±[c] 甲硝唑，或克林霉素+庆大霉素
头颈部手术（恶性肿瘤，不经口咽部黏膜）	Ⅰ类	金黄色葡萄球菌，凝固酶阴性葡萄球菌	第一、二代头孢菌素[b]
头颈部手术（经口咽部黏膜）	Ⅱ类	金黄色葡萄球菌，链球菌属，口咽部厌氧菌（如消化链球菌）	第一、二代头孢菌素[b] ±[c] 甲硝唑，或克林霉素+庆大霉素
颌面外科手术（下颌骨折切开复位或内固定，面部整形术有移植物手术，正颌手术）	Ⅰ类	金黄色葡萄球菌，凝固酶阴性葡萄球菌	第一、二代头孢菌素[b]
耳鼻喉科手术（复杂性鼻中隔鼻成形术，包括移植）	Ⅱ类	金黄色葡萄球菌，凝固酶阴性葡萄球菌	第一、二代头孢菌素[b]

手术名称	切口类型	可能污染菌	抗菌药物选择
开放骨折内固定术	Ⅱ类	金黄色葡萄球菌，凝固酶阴性葡萄球菌，链球菌属，革兰阴性菌，厌氧菌	第一、二代头孢菌素[b]±[c]甲硝唑

注：a. 所有清洁手术通常不需要预防用药，仅在有前述特定指征时使用。

　　b. 有循证医学证据的第一代头孢菌素主要为头孢唑林，第二代头孢菌素主要为头孢呋辛。

　　c. 表中"±"是指两种及两种以上药物可联合应用，或可不联合应用。

（三）给药方案

1. 给药方法

给药途径大部分为静脉输注，仅有少数为口服给药。静脉输注应在皮肤、黏膜切开前 0.5 ~ 1.0 h 或麻醉开始时给药，在输注完毕后开始手术，以保证手术部位暴露时局部组织中抗菌药物已达到足以杀灭手术过程中沾染细菌的药物浓度。万古霉素或氟喹诺酮类等由于需输注较长时间，应在手术前 1 ~ 2 h 开始给药。

2. 预防用药维持时间

抗菌药物的有效作用时间应包括整个手术过程。手术时间较短（＜2 h）的清洁手术在术前给药 1 次即可。如手术时间超过 3 h 或超过所用药物半衰期的 2 倍，或成人出血量超过 1 500 mL，术中应追加 1 次。清洁手术的预防用药时间不超过 24 h。清洁 – 污染手术和污染手术的预防用药时间亦为 24 h，污染手术必要时可延长至 48 h。过度延长用药时间并不能进一步增加预防效果，且预防用药时间超过 48 h，耐药菌感染机会可增加。

二、抗菌药物临床应用管理

为加强各医疗机构抗菌药物临床应用管理，规范抗菌药物临床应用行为，提高抗菌药物临床应用水平，促进临床合理应用抗菌药物，控制细菌耐药，保障医疗质量和医疗安全，原卫生计生委在全国范围内开展了为期 3 年的抗菌药物临床应用专项整治活动，规定了多项抗菌药物临床应用指标。2012 年制定的《抗菌药物临床应用管理办法》明确了抗菌药物在医疗机构中自购入、临床应用、监测到退出整个流程的工作机制，建立了抗菌药物分级管理制度，明确了监督管理和法律责任。在抗菌药物临床应用整治过程中，国家对于口腔医院抗菌药物临床应用指标也进行了明确的规定。

（一）口腔医院抗菌药物临床应用监测

口腔医院抗菌药物品种原则上不超过 35 种。因特殊治疗需要，医疗机构需使用本机构抗菌药物供应目录以外抗菌药物的，可以启动临时采购程序。临时采购由临床科室提出申请，说明申请购入的抗菌药物名称、剂型、规格、数量、使用对象和使用理由，经本机构药事管理与药物治疗学委员会抗菌药物管理工作组审核同意后，由药学部门临时一次性购入使用。

口腔医院住院患者抗菌药物使用率不超过 70%，门诊患者抗菌药物处方比例不超过 20%，急诊患者抗菌药物处方比例不超过 50%，抗菌药物使用强度（DDDs）力争控制在每百人每天 40 DDDs（限定日剂量）以下。

住院患者手术预防使用抗菌药物时间控制在术前 30 min 至 1 h，抗菌药物的品种选择和使用疗程应合理。I 类切口手术患者预防使用抗菌药物比例不超过 30%，I 类切口手术患者预防使用抗菌药物时间不超过 24 h。

（二）抗菌药物分级原则

根据安全性、疗效、细菌耐药性、价格等因素，可将抗菌药物分为三级。

1. 非限制使用级

非限制使用级药物指经长期临床应用证明安全、有效，对致病菌耐药性影响较小，价格相对较低的抗菌药物。应是已列入基本药物目录、《中国国家处方集》和《国家基本医疗保险、工伤保险和生育保险药品目录》收录的抗菌药物品种。

2. 限制使用级

限制使用级药物指经长期临床应用证明安全、有效，对致病菌耐药性影响较大或者价格相对较高的抗菌药物。

3. 特殊使用级

特殊使用级药物指具有明显或者严重不良反应，不宜随意使用的；抗菌作用较强，抗菌谱广，经常或过度使用会使致病菌过快产生耐药的；疗效、安全性方面的临床资料较少，不优于现用药物的；新上市的，在适应证、疗效或安全性方面尚需进一步考证的、价格昂贵的抗菌药物。

《抗菌药物临床应用管理办法》规定，医院按年度对医师进行抗菌药物临床应用知识和规范化管理培训，按专业技术职称授予医师相应抗菌药物处方权。

医院要根据临床微生物标本检测结果合理选用抗菌药物，接受抗菌药物治疗的住院患者，抗菌药物使用前微生物（合格标本）送检率不低于 30%；接受限制使用级抗菌药物治疗的住院患者，抗菌药物使用前微生物检验标本送检率不低于 50%；接受特殊使用级抗菌药物治疗的住院患者，抗菌药物使用前微生物送检率不低于 80%。

三、牙拔除术抗菌药物的预防性应用

牙拔除术与其他口腔外科手术一样，必然造成局部软、硬组织不同程度的损伤。拔牙后的创伤和血凝块为局部微生物的繁殖提供了基础，容易造成拔牙创口感染，同时也可能引发不同程度的全身反应，并可能使某些全身系统疾病加重或诱发严重的全身并发症，如出现菌血症等，因此需预防使用抗菌药物。如果拔牙创口处理得当，牙槽窝内的血凝块对拔牙创口具有较好的保护作用，加之口腔组织血运丰富，抗感染能力强，有利于拔牙创口的愈合。同时，对于口腔健康状况比较好的患者和需拔除的牙齿周围没有明显炎症的患者，拔牙后不必预防性应用抗生素。合理使用抗菌药物对预防因拔牙而导致的感染性疾病至关重要。

（一）牙拔除术抗菌药物使用建议

对于感染区域（如冠周炎、化脓性根尖周炎、牙周脓肿等）及严重糖尿病患者的拔牙操作除预防性使用抗菌药物外，术后 3 d 需继续使用抗菌药物。

一次性拔除 3 颗以内（含 3 颗）普通牙者无须应用抗菌药物。如患者年老体弱（65 周岁以上，全身情况较差）或患有风湿性心脏病，应预防性使用口服抗菌药物。

如需实施切开、翻瓣、去骨、增隙、分根等步骤拔除复杂牙、多生牙及阻生牙，或一次性拔除 4 颗以上的简单牙并且拔除时间可能较长（超过 10 min），可预防性使用口服抗菌药物。

如果一次拔除 2 颗以上埋伏牙并且拔除时间可能较长（超过 10 min），应预防性使用口服抗菌药物。若同时拔除多颗埋伏牙并且手术时间长（超过 30 min），创伤较大，应预防性静脉滴注抗菌药物。

如因手术前未能正确评估，在术中发现需较长时间或需采用切开、翻瓣、去骨、增隙、分根等步骤才能拔除患牙时，应在手术开始 10 min 内让患者预防性口服抗菌药物。

（二）预防性使用抗菌药物品种的选择

1. 第一、二代头孢菌素

此类代表药物有阿莫西林、头孢唑林、头孢呋辛。

阿莫西林：口服，成人一次 0.5 g。

头孢唑林：拔牙前 0.5 ~ 1.0 h 肌内注射或静脉给药 1 g。

2. 硝基咪唑类

考虑合并厌氧菌感染时，可联合使用硝基咪唑类。代表药物有甲硝唑、替硝唑、奥硝唑。

甲硝唑：每次 200 mg，每日 3 ~ 4 次。

替硝唑：首日顿服 2 g，以后每次 0.5 g，每日 2 次。

奥硝唑：成人每次 500 mg，每日 2 次。

3. 大环内酯类和林可霉素类

对青霉素过敏患者，可选择大环内酯类和林可霉素类。

克拉霉素：口服，成人每次 0.25 g，一般 8 ~ 12 h 一次。

罗红霉素：口服，成人每次 0.15 g，一般 8 ~ 12 h 一次。

林可霉素：静脉滴注，成人每次 0.6 g，一般 8 ~ 12 h 一次。

（三）预防性使用抗菌药物的方法

在手术前 30 min 开始使用（口服或静脉滴注）。如 30 min 内静脉滴注未完成，应边静脉滴注边手术，只使用 1 次。

参考文献

[1] 曹科钰, 刘昌翠, 苏丹丹. 浅谈口腔舒适化无痛治疗 [J]. 全科口腔医学电子杂志, 2019, 6 (13): 12–13+15.

[2] 曾漱雲. 口腔正畸间接粘接不同工作模型获得方法的托槽转移精确度研究 [D]. 重庆: 中国人民解放军陆军军医大学, 2020.

[3] 车林彬, 林冬梅, 李风舟. 基于口腔药物临床数据安全应用平台设计的探讨 [J]. 网络安全技术与应用, 2022 (7): 46–48.

[4] 陈鹏莉. 儿童口腔门诊局部麻醉应用现状调查 [D]. 沈阳: 中国医科大学, 2021.

[5] 崔京京, 王健, 张曦. 抗菌药物在口腔颌面部间隙感染治疗中应用研究 [J]. 全科口腔医学电子杂志, 2019, 6 (21): 45+54.

[6] 房兵. 临床整合口腔正畸学 [M]. 上海: 同济大学出版社, 2020.

[7] 冯亚平. 口腔正畸治疗牙周病致前牙移位的效果 [J]. 临床医学, 2022, 42 (10): 36–38.

[8] 何波. 基于视觉的口腔正畸弓丝弯制过程中的形态参数计算方法 [D]. 深圳: 中国科学院大学 (中国科学院深圳先进技术研究院), 2019.

[9] 李元, 郑雪妮, 胡开进, 等. 我国口腔局部麻醉药物的发展历程 [J]. 中国实用口腔科杂志, 2022, 15 (6): 648–651.

[10] 廖洁. 正畸牵引时机对上颌埋伏前牙牙根及牙周组织影响的临床研究 [D]. 百色: 右江民族医学院, 2019.

[11] 刘觉, 石立群. 基于舒适护理理念的护理干预对口腔正畸患者的应用效果观察 [J]. 中国社区医师, 2022, 38 (30): 124–126.

[12] 刘梦蕾. 关于口腔正畸的医学与美的思考 [J]. 人人健康, 2022 (18): 39.

[13] 刘永媛. 青少年正畸患者下颌骨不对称性研究 [D]. 昆明: 昆明医科大学, 2018.

[14] 任恒峰, 薄湛南, 吴喆, 等. 双链法关闭正畸牙牙间隙的临床效果 [J]. 交通医学, 2022, 36 (5): 523–524+528.

[15] 王道荣, 刘瑜. 口腔正畸在牙周病致前牙移位治疗中的临床效果分析 [J]. 安徽医专学报, 2022, 21 (6): 36–38.

[16] 王洪东, 徐杨, 李进红. 口腔医院抗菌药物应用情况现状分析 [J]. 中医药管理杂志, 2019, 27 (23): 62–63.

[17] 徐钰. 口腔正畸联合牙周夹板与单纯牙周夹板治疗对牙周病致前牙移位患者牙齿功能及美学效果的影响 [J]. 中国美容医学, 2022, 31 (11): 150–153.

[18] 闫铖铖. 正畸托槽 – 牙釉质胶接力学性能及湿热老化研究 [D]. 大连: 大连理工大学, 2021.

[19] 闫亚姿. 安氏Ⅱ~1 临界病例拔牙与不拔牙矫治的咬合分析 [D]. 郑州: 郑州大学, 2019.

[20] 燕贵军. 精编口腔科学 [M]. 上海: 上海交通大学出版社, 2018.

[21] 赵志河, 白丁. 口腔正畸科诊疗与操作常规 [M]. 北京: 人民卫生出版社, 2018.

[22] 周爱莲. 口腔正畸治疗上前牙埋伏阻生的效果分析 [J]. 中国社区医师, 2022, 38 (21): 54–56.

[23] 周紫椰, 陈宇江, 韩欣欣, 等. 经鼻给药在儿童口腔舒适化诊疗中的应用 [J]. 福建医科大学学报, 2022,

56（5）：455–458.

[24] 朱海琨 . 实用口腔医学与临床正畸治疗 [M]. 天津：天津科学技术出版社，2018.

[25] 左艳萍 . 实用口腔正畸矫治方法与技巧 [M]. 北京：科学技术文献出版社，2017.